D1875999

Dr. Johann Georg Schnitzer

Die kausale Therapie der essentiellen Hypertonie

Johann Georg Schnitzer

Die kausale Therapie der essentiellen Hypertonie

Privately printed – All Rights reserved
© Copyright 1987-2001-2004-2010 by Dr. Johann Georg Schnitzer
D-88045 Friedrichshafen (Bodensee)
Deutschland – Allemagne – Germany

Schnitzer, Johann G.:
Die kausale Therapie der essentiellen Hypertonie
Dr. Johann Georg Schnitzer [Dr. Johann Georg Schnitzer]. –
Friedrichshafen/Bodensee: Dr. Johann Georg Schnitzer, 2010
Frühere Ausgaben u. d. T. Schnitzer, Dr. Johann G.:
Die kausale Therapie der essentiellen Hypertonie

ISBN 978-3-938556-26-9

Buchauslieferung und Verlag:
Frau Azeb Schnitzer
Zeppelinstraße 88
D-88045 Friedrichshafen (Bodensee)
Deutschland – Allemagne – Germany
Fax +49-(0)7541-398561
Buchbestellungen via Internet:
http://www.dr-schnitzer.de/besteug2.htm
http://www.dr-schnitzer-buecher.de

Besuchen Sie den Verfasser im Internet:
http://www.dr-schnitzer.de

All Rights reserved
© Copyright 1987-2001-2004-2010 by
Dr. Johann Georg Schnitzer
D-88045 Friedrichshafen (Bodensee)
Deutschland – Allemagne – Germany

Printed in Germany

Inhalt

Seite

Dr. Johann Georg Schnitzer „Die kausale Therapie der essentiellen Hypertonie“. Privately printed. All rights reserved.
© Copyright 1987-2001-2004-2010 by Dr. Johann G. Schnitzer, D-88045 Friedrichshafen, http://www.dr-schnitzer.de

Dr. Johann Georg Schnitzer „Die kausale Therapie der essentiellen Hypertonie". Privately printed. All rights reserved.
© Copyright 1987-2001-2004-2010 by Dr. Johann G. Schnitzer, D-88045 Friedrichshafen, http://www.dr-schnitzer.de

Vorwort zur 1. Auflage, im Jahr 1987

Dieses Büchlein vermittelt eine wirksame – weil kausale – Therapie der essentiellen Hypertonie.

Ernährung als Basistherapie – seit mehreren Jahren das Generalthema der von mir geleiteten Vortragstagung auf der Medizinischen Woche Baden-Baden – ist auch hier die Grundlage des Vorgehens. Das liegt daran, dass die Herz-Kreislauf-Erkrankungen überwiegend durch die heutigen falschen Ernährungsgewohnheiten verursacht sind.

Dieser Zusammenhang erklärt auch, wie ich als Zahnarzt zur Entwicklung einer solchen Therapie kommen konnte: Ernährungsschäden am Kauorgan sind immer unwiderruflich, was mich zu profunder Beschäftigung mit der Ernährung und ihren Einflüssen auf die gesundheitliche Verfassung des Menschen veranlasste.

Parallel zu diesem Büchlein für den Arzt und Therapeuten habe ich ein Buch für den Patienten und Laien im Heyne-Taschenbuchverlag veröffentlicht. Es vermittelt das Verständnis der Zusammenhänge, welches der Patient für eine gute Kooperation während der Therapie und für die Vermeidung späterer Rückfälle in frühere Fehler braucht, und es enthält ausführliche Ernährungsanleitungen, die der Patient als Basis der Therapie befolgen muss, soll sie erfolgreich sein. Der Titel:

„Risikofaktor Bluthochdruck – lebensbedrohend, aber heilbar“

Es freut mich ganz besonders, Ihnen damit eine ebenso einfache wie effektive kausale Therapie für den heute gefährlichsten Erkrankungskomplex – die Herz-Kreislauf-Krankheiten – an die Hand geben zu können.

Überlingen, im Herbst 1987 *Dr. J. G. Schnitzer*

Vorwort zur 2. Auflage, im Jahr 2001

Wäre die Medizin eine Wissenschaft, so wären inzwischen, 14 Jahre später, die Herz-Kreislauf Erkrankungen auf einen ähnlich niedrigen Prozentsatz geschrumpft, wie er z.B. im Zweiten Weltkrieg herrschte.

Damals war ein Herzinfarkt so selten, dass die meisten damaligen Studenten während ihres ganzen Medizinstudiums keinen einzigen Infarkt zu sehen bekommen konnten. Das war kein Zufall. Die Ernährungssicherung der Bevölkerungen mehrerer Länder wurde in jener Zeit von Wissenschaftlern gesteuert, die wirklich etwas von Ernährung verstanden: Zum

Dr. Johann Georg Schnitzer „Die kausale Therapie der essentiellen Hypertonie“. Privately printed. All rights reserved.
© Copyright 1987-2001-2004-2010 by Dr. Johann G. Schnitzer, D-88045 Friedrichshafen, http://www.dr-schnitzer.de

Beispiel Prof. Dr. H. A. Schweigart in Deutschland, Prof. Dr. A. Fleisch in der Schweiz, Prof. Dr. Tuivo Rautavaara in Finnland. Schon im Ersten Weltkrieg hatte sich in Dänemark der Arzt Dr. Hindhede hervorgetan, der durch eine kluge Ernährungspolitik während der Blockade der Alliierten, die auch Dänemark als neutrales Land traf, die niedrigste Sterberate aller Zeiten in Dänemark erreichte.

Zumindest im deutschsprachigen Raum hätte sich dieser Rückgang der Herz-Kreislauf-Krankheiten inzwischen – anderthalb Jahrzehnte nach der Erstveröffentlichung dieser kausalen, zur Ausheilung führenden Therapie – massiv auswirken müssen. Denn diese Therapie wurde ...

1. auf der Medizinischen Woche Baden-Baden im Herbst 1987 einen ganzen Tag lang einer dreistelligen Zahl von Ärzten vorgestellt, in mehreren Fachvorträgen von verschiedenen Seiten beleuchtet, und in ihrer Wirksamkeit durch die Vorstellung geheilter ehemaliger Bluthochdruck-Patienten untermauert. Diese Patienten konnten ebenso wie deren behandelnde Ärzte vom Auditorium eingehend befragt werden;
2. mit der Veröffentlichung der Erstauflage dieses Büchleins „Die kausale Therapie der essentiellen Hypertonie“ im Haug Verlag zur Medizinischen Woche 1987 der Fachwelt zum genauen Nachlesen der Zusammenhänge und therapeutischen Maßnahmen verfügbar gemacht; und
3. auch in einer Veröffentlichung für die Patienten erläutert, um die Ärzte und Therapeuten in der erforderlichen Instruktion ihrer Bluthochdruckpatienten zu entlasten: Durch die gleichzeitige Veröffentlichung des Buches „Risikofaktor Bluthochdruck, lebensbedrohend, aber heilbar“ im Heyne Taschenbuchverlag.

In Wirklichkeit geschahen ganz andere Dinge:

So nahm kein einziger jener Ärzte diese Therapie in sein therapeutisches Repertoire auf – obwohl sie an jenem Tag deren Wirksamkeit mit eigenen Augen und Ohren gesehen und gehört, und bei Zweifeln Gelegenheit bekommen hatten, nachzufragen.

Der Haug Verlag, der mutig auf den medizinischen Fortschritt gesetzt hatte, blieb weitgehend auf dem Büchlein „Die kausale Therapie der essentiellen Hypertonie“ sitzen. Nach ein paar Jahren stellte mir der Verlag die beträchtliche Restauflage zur Verfügung. Erst jetzt – weil ich diese nicht den Ärzten, sondern den Bluthochdruckpatienten anbot – kam Interesse dafür auf, sodass jetzt die Erstauflage vergriffen ist. Dazu hatte ich den Patienten empfohlen, das Büchlein ihrem Arzt nicht zu schenken, sondern nur

Dr. Johann Georg Schnitzer „Die kausale Therapie der essentiellen Hypertonie“. Privately printed. All rights reserved.
© Copyright 1987-2001-2004-2010 by Dr. Johann G. Schnitzer, D-88045 Friedrichshafen, http://www.dr-schnitzer.de

für einen kurzen Zeitraum auszuleihen – um sicher zu gehen, dass es auch gelesen wird, anstatt ungelesen im Bücherschrank zu verschwinden.

Ein anderes Schicksal erlitt das für Laien im Heyne-Taschenbuchverlag veröffentlichte Buch „Risikofaktor Bluthochdruck, lebensbedrohend, aber heilbar". Es war noch nicht sehr lange im Buchhandel, da rief mich jemand vom Verlag an: Der Verlag habe Druck von seiner Bank bekommen, es sei zu viel Geld im Buchlager gebunden, man müsse mehrere Buchtitel „verramschen", darunter auch meine beiden Titel (der andere war ein Buch über Ursachen, Sanierungsbehandlung und künftige Verhütungsmöglichkeit von Zahnschäden und Gebissverfall). Man bot mir die (erhebliche) Restauflage zum Kauf an. Als ich sie dann haben wollte, war sie bereits weg – wobei ich nie Auskunft erhielt, wer sie bekommen hatte. Am Gebrauchtbüchermarkt tauchten sie jedenfalls nie auf ...

Selbst dann, wenn Bluthochdruck-Patienten von dieser Therapie erfuhren und ihren Arzt um Anwendung baten, erhielten sie meist eine Abfuhr. Man halte nichts davon. Die vorgeblichen Gründe waren jeweils emotional, wenn überhaupt eine Begründung erfolgte. Eigene Erfahrungen mit der neuen Therapie hatte keiner, soweit mir solche Vorgänge berichtet wurden.

Wäre die Medizin eine Wissenschaft und wären Ärzte im wissenschaftlichen Denken geschult wie beispielsweise Physiker, Geologen, Archäologen usw., so hätte keiner, der auf diese Therapie angesprochen wurde, seine innere Ruhe wiederfinden dürfen, bevor er nicht herausgefunden hätte, ob etwas daran ist, wie die Therapie wirkt, und in welchem Prozentsatz der Fälle sie etwa zur Heilung, oder auch nur zur Besserung, oder gar zur Verschlimmerung führt.

Danach hätte jeder dieser Ärzte für sich eine Entscheidung treffen müssen: Im Falle günstiger Wirkungen und Heilungen die Anwendung bei jedem hypertonen Patienten oder im Falle von Verschlimmerungen das Aussprechen von Warnungen. Aber nichts dergleichen erfolgte.

So stellt sich einmal mehr die „Moderne Medizin" nicht als Wissenschaft, sondern als ein Dogma dar, ein aus Doktrinen errichtetes „Lehrgebäude", in dem gilt, was die jeweils „herrschende Schule" für gültig erklärt. Das drückt sich besonders auch in den verwendeten Begriffen wie „anerkannte Methoden" aus. Anerkannt von wem? Natürlich von der „herrschenden Schule", ihren Exponenten und ihren Interessenvertretern. Dabei werden andere Meinungen ebenso wie dem Dogma widersprechende Tatsachen massiv unterdrückt und deren Urheber verleumdet, verfolgt und

Dr. Johann Georg Schnitzer „Die kausale Therapie der essentiellen Hypertonie". Privately printed. All rights reserved.
© Copyright 1987-2001-2004-2010 by Dr. Johann G. Schnitzer, D-88045 Friedrichshafen, http://www.dr-schnitzer.de

wenn irgend möglich wirtschaftlich zugrunde gerichtet. So ging es z.B. jener Tierärztin in Schleswig-Holstein, die 1995 die BSE-Gefahr erkannt und gewarnt hatte, daraufhin entlassen wurde und heute von der Sozialhilfe leben muss. Ich habe vielfältige ähnliche Erfahrungen selbst machen müssen.

Hierbei geht es durchaus um Macht, Einfluss und wirtschaftliche Interessen großen Stils. Hat doch z.B. die herrschende Schule die „Standardtherapie des Bluthochdrucks" seit Herbst 1999 auf 5 verschiedene Medikamente aufgestockt (vorher waren es 3), die der Hypertoniker täglich und teils mehrmals einnehmen muss.

Dadurch hat sich der einschlägige Arzneimittelumsatz denn auch z.B. in Deutschland von 50 Millionen € auf 75 Millionen € erhöht – nicht pro Jahr, nicht pro Monat, sondern pro Tag, Sonn- und Feiertage mitzurechnen, denn auch an diesen werden die Pillen geschluckt..

Wie fein gesponnen das Netzwerk der verschiedenen Interessengruppen ist und wie es bis in die Gesetzgebung und die Institutionen hinein Einfluss ausübt, geht u.a. aus der Abhandlung von Prof. Dr. jur. Dr. phil. Erich Fechner hervor:

Wirtschaftliche Interessen

und das Recht der freien Meinungsäußerung zugunsten des Allgemeinwohls (insbesondere in Fragen der Volksgesundheit),

Eine rechtssoziologische Betrachtung zugleich auch über den Einfluss wirtschaftlicher Interessen auf wissenschaftliche Meinungsbildung

(Juristenzeitung 15-16/1967, S. 457-463, Tübingen). Die vollständige Abhandlung steht auch im Internet, und sie ist heute aktueller denn je zuvor: http://www.dr-schnitzer.de/efwi001.htm (bis /efwi004.htm).

Insgesamt ist die Medizin in den letzten Jahrzehnten zunehmend auf Abwege geraten. Sie erweist sich immer mehr als ein unersättlicher Moloch, der einen ständig wachsenden Anteil des Bruttosozialprodukts verschlingt, ohne dabei die Bevölkerung gesünder zu machen. Im Gegenteil, die Bevölkerung wird dabei noch immer kränker.

Auch die Ausrede der „gestiegenen Lebenserwartung" als Grund dafür zieht nicht mehr; längst haben die sogenannten „Alterskrankheiten" auf immer jüngere Menschen übergegriffen, sodass man z.B. heute den „Altersdiabetes" (ebenso wie Bluthochdruck) schon bei Kindern und Jugendlichen findet. Die „wissenschaftliche" Lösung des Problems war nicht etwa die Anwendung neuer, wirksamer, zur Ausheilung führender Therapien –

Dr. Johann Georg Schnitzer „Die kausale Therapie der essentiellen Hypertonie". Privately printed. All rights reserved.
© Copyright 1987-2001-2004-2010 by Dr. Johann G. Schnitzer, D-88045 Friedrichshafen, http://www.dr-schnitzer.de

sondern die Umbenennung von Jugend- und Altersdiabetes in die altersneutralen Begriffe „Diabetes Typ I und „Diabetes Typ II".

Welch ein Armutszeugnis für die Medizin, die doch einstmals hohes Ansehen genoss. Inzwischen begreift die Bevölkerung zunehmend, dass es dabei weniger um „den Dienst an der Gesundheit der Bevölkerung" geht, als vielmehr um das Verdienen an ihren Krankheiten. Wie treffend hat dies doch der Poet Dr. Eugen Roth in einem Kurzgedicht beschrieben („Das neue Eugen Roth Buch, Hanser Verlag, 1970):

„Gleichgewicht ...

Was bringt den Doktor um sein Brot? a) die Gesundheit, b) der Tod.
Drum hält der Arzt, auf dass *er* lebe, uns zwischen beiden in der Schwebe."

Diese Fehlentwicklung habe ich selbst seit jetzt 4 Jahrzehnten aufmerksam beobachtet, sie teils miterlebt und zum Teil an eigener Person nachhaltig zu spüren bekommen, weil ich mich weigerte, in diesem Strom mitzuschwimmen, und statt dessen an konstruktiven Wegen arbeitete.

Die Jahrtausendwende war mir deshalb Anlass, kritisch zur gegenwärtigen Entwicklungsrichtung der Medizin Stellung zu nehmen, und aufzuzeigen, wie die Medizin wieder auf den rechten Weg zurückfinden kann.

Deutsch: **Medicus, quo vadis? Arzt, wohin gehst du?**

Veröffentlicht in „Erfahrungsheilkunde" 1/2000, Haug Verlag, Heidelberg und im Internet: http://www.dr-schnitzer.de/medicusquovadis-d.html;

English: **Medicus, quo vadis? Physician, wither thou goest?**
Im Internet: http://www.dr-schnitzer.de/medicusquovadis-e.html.

Sie selbst, als fachkundige Person dieses Büchlein lesend, dürfen sich etwas zugutehalten: Dass Sie selbst sich nicht mehr unbesehen Dogmen von der „herrschenden Schule" aufs Auge drücken lassen. Das ist gut und lässt Ihre Patienten Hoffnung schöpfen, bald wieder ganz gesund zu werden, weil Sie ihnen dabei zur Seite stehen. Allerdings muss aus dem guten Vorsatz jetzt noch Wirklichkeit gemacht werden, ein Schritt, der vielen wie ein Sprung in eiskaltes Wasser vorkommt.

Aber Ihre Patienten werden es Ihnen danken. Zwar werden Sie viele chronische Patienten, die bisher brav jedes Quartal vorbeikamen und ihren Krankenschein ablieferten, verlieren. Nicht weil sie nicht mehr mit Ihnen zufrieden wären oder gar unter Ihrer Behandlung das Zeitliche gesegnet hätten – im Gegenteil: Weil diese chronischen Patienten nämlich gesund geworden sind und keinen Arzt mehr brauchen.

Dr. Johann Georg Schnitzer „Die kausale Therapie der essentiellen Hypertonie". Privately printed. All rights reserved.
© Copyright 1987-2001-2004-2010 by Dr. Johann G. Schnitzer, D-88045 Friedrichshafen, http://www.dr-schnitzer.de

Keine Angst – diese geheilten Patienten werden Ihnen viele neue bringen, damit Sie diese auch gesund werden lassen.

Diesen Weg zu gehen wünsche ich Ihnen – im Interesse der vielen unter Bluthochdruck und den fatalen Folgekrankheiten leidenden Patienten ebenso wie in Ihrem eigenen Interesse. Dieser Weg kann Ihr eigenes Leben verlängern und glücklicher machen. Nicht nur, weil die vielen Heilerfolge Ihnen mehr innere Zufriedenheit schenken. Sondern auch, weil dieser Weg Sie selbst vor dem höchsten tödlichen Risiko Ihres Berufes schützt: den Herz-Kreislauf-Krankheiten. Denn mehr als die 50 % der Bevölkerung, nämlich 60 % der Ärzte versterben an den Folgen: Herzinfarkt, Hirnschlag, Embolie (was auch viel aussagt über die Nutzlosigkeit der bisherigen „Standard-Therapie“ des Bluthochdrucks).

Ihre Patienten instruieren Sie am effektivsten und mit geringstem Beratungszeitaufwand, wenn Sie ihnen das folgende Buch zu lesen und zu befolgen verordnen (soweit sie es nicht schon gelesen haben und Sie deshalb zur therapeutischen Unterstützung aufsuchen):

„Bluthochdruck heilen“
http://www.dr-schnitzer.de/bhd002.htm

Ich wünsche Ihnen alle Behandlungserfolge, die Sie sich selbst wünschen.

Friedrichshafen, im Winter 2000/2001 *Dr. Johann Georg Schnitzer*

Vorwort zur 3. Auflage, im Jahr 2004

Medicus, quo vadis? Das Ansehen des Ärztestandes ist von Schwindsucht befallen. Trotz (oder wegen?) Verdoppelung der Ärztezahl in nur 2 Jahrzehnten und astronomischen Behandlungskosten wird die Bevölkerung immer kränker. „Des Pudels Kern“ tritt hervor: Bluthochdruck schafft 50% des „Patientenstammes“ der Arztpraxen an (Studie der TU Dresden in 2000 Arztpraxen an deren 45.000 Patienten im Jahr 2002). Aber eben nur, so lange die hier beschriebene, in 8-12 Wochen ohne Pillen zur Ausheilung führende, an den Ursachen ansetzende Therapie nicht angewendet wird.

Wie entscheiden Sie sich, Herr Kollege und Frau Kollegin? Der „Eid des Hippokrates“ bietet geeignete Entscheidungshilfen an. Ich wünsche Ihnen eine persönliche ärztliche Entscheidung, die Ihnen nach einem therapeutisch erfolgreichen Tag den erholsamen Schlaf des Gerechten erlaubt.

Friedrichshafen, im Februar 2004 *Dr. Johann Georg Schnitzer*

Dr. Johann Georg Schnitzer „Die kausale Therapie der essentiellen Hypertonie“. Privately printed. All rights reserved.
© Copyright 1987-2001-2004-2010 by Dr. Johann G. Schnitzer, D-88045 Friedrichshafen, http://www.dr-schnitzer.de

Vorwort zur 4. Auflage, im Jahr 2010

Die sogenannte „moderne Medizin" hat inzwischen den point of no return (den Punkt ohne Rückkehr) passiert. In der Luft- und Schiffahrt ist es jener Punkt der Reise, an dem so viel Treibstoff verbraucht worden ist, dass der Rest zwar noch für den übrigen Weg bis zum Ziel reicht, aber nicht mehr zurück zum Ausgangspunkt.

Die Chance, zum Beginn des neuen Jahrtausends den bisherigen Kurs kritisch zu überprüfen, wurde definitiv nicht wahrgenommen – obwohl dieser trotz einer gewaltigen Zunahme von Ärzten, Medikamenten und Krankheitsbehandlungskosten nicht einmal die weitere Zunahme der Krankheiten verhindert hat. Wenn das Ziel der „modernen Medizin" die Gesundheit der Patienten und der Bevölkerung sein soll, ist ihr Kurs falsch. Aber verfolgt sie dieses Ziel überhaupt? Welches Ziel steuert sie tatsächlich an? Ist der vielgebrauchte Begriff „Gesundheit" nur eine falsche Flagge, hinter der das wahre Ziel verborgen wird?

In der heutigen globalen Wirklichkeit beruhen die Einkommen jener Wirtschaftsbereiche, die der Gesundheit zu dienen vorgeben, auf den Krankheiten der Bevölkerung. Je kränker die Menschen, je schwerer ihre Krankheiten, je früher diese einsetzen und erfasst werden, und je länger sie dauern, desto höher sind die Einnahmen und Gewinne eines Systems, das sich „Gesundheitswesen" nennt und in Wirklichkeit zu einem unmenschlichen und korrupten Krankheitsunwesen verkommen ist.

Welche Rolle spielt in diesem System der einzelne Arzt? Ist er überhaupt noch wirklich Arzt, oder nur noch „Mediziner", wie das Wort „Heilkunde" aus der Mode gekommen und durch „Medizin" ersetzt worden ist?

Es ist die große Chance für jene – nach Ergebnissen unserer Bluthochdruckstudie etwa 6 % – der Mediziner, die eigene Gesundungsbemühungen ihrer Patienten nicht belächeln oder gar davon abraten, sondern sie aktiv unterstützen, die also Ärzte im hippokratischen Geiste geblieben sind.

Der Arzt, der sich diese kausale Therapie der essentiellen Hypertonie zu eigen macht, löst damit den berufsimmanenten Interessenkonflikt zwischen Ethik und wirtschaftlichem Erfolg zugunsten der ersteren. Weil sich das herumspricht, zieht es den letzteren von selbst nach sich.

Friedrichshafen, im Juni 2010 *Dr. Johann Georg Schnitzer*

Dr. Johann Georg Schnitzer „Die kausale Therapie der essentiellen Hypertonie“. Privately printed. All rights reserved.
© Copyright 1987-2001-2004-2010 by Dr. Johann G. Schnitzer, D-88045 Friedrichshafen, http://www.dr-schnitzer.de

001,22:00

Hypertonie – Risikofaktor Nr. 1!

Die Hypertonie gilt als Hauptrisikofaktor für die heute häufigste Todesursache: Die kardiovaskulären Erkrankungen. Jeder zweite Deutsche stirbt daran, während „nur“ jeder vierte an Krebs stirbt. Ähnlich ist es in den weiteren hochzivilisierten Ländern. Besonders gefährdet sind die Ärzte selbst: Während es bei der Bevölkerung 50 % sind, werden die Mediziner zu 60 % von Herz- und Kreislauf-Erkrankungen dahingerafft.

Auf diesen besonders nachdenklich stimmenden Umstand habe ich schon 1978 in einem Vortrag hingewiesen mit dem Thema: „Warum ist der Arzt nicht gesünder als die Durchschnittsbevölkerung?“ (publiziert in Biologische Medizin Nr. 2/1979, Seiten 339-349). Ich war eingeladen worden, den Festvortrag zu halten zur Eröffnung des Gemeinschaftskongresses der Internationalen Gesellschaft für Biologische Medizin e.V., der Internationalen Gesellschaft für Homotoxikologie und antihomotoxische Therapie e.V. und der Internationalen Gesellschaft für Bioelektronik Vincent e.V. im Kongresshaus Baden-Baden am 29. Oktober 1978, eine der Tagungen während der Medizinischen Woche in Baden-Baden.

Zum Risikovergleich: An Leberkrankheiten verstirbt jeder 44., an einem Unfall (ohne KFZ) jeder 48., and Diabetes jeder 56., an Arzneimittelnebenwirkungen (!) jeder 62., an einem Kraftfahrzeugunfall jeder 64. Bundesbürger, hingegen an Altersschwäche nur jeder 110.! Das bedeutet, dass die meisten Menschen ihre natürliche Lebenserwartung bei weitem nicht erreichen, sondern die meisten lange vorher dahingerafft werden, überwiegend von einer Herz-Kreislauf-Krankheit.

Dabei hilft die Medizin teilweise noch kräftig nach. Das geht nicht nur aus der erschreckend hohen Zahl von Opfern tödlicher Arzneimittelnebenwirkungen hervor (16.000 pro Jahr in Deutschland, veröffentlicht im Jahr 2000), sondern auch aus einer amerikanischen Langzeitstudie mit Hypertonikern. Die mit allen Mitteln, Diät und Jogging behandelte Gruppe erlitt bei dieser großen Langzeitstudie sogar leicht häufiger Todesfälle, als die völlig unbehandelte, unbeeinflusste Kontrollgruppe von Hypertonikern.

Wahrscheinlich erklärt das auch die höhere Herz-Kreislauf-Mortalität unter den Ärzten selbst, weil diese die Gefahr durch Bluthochdruck besser kennen, die von ihnen empfohlene Therapie für richtig halten und sie anwenden, damit aber einem folgenschweren, teils tödlichen Irrtum erliegen. Denn diese ist rein symptomatisch und ändert nichts an den Ursachen des

Dr. Johann Georg Schnitzer „Die kausale Therapie der essentiellen Hypertonie“. Privately printed. All rights reserved.
© Copyright 1987-2001-2004-2010 by Dr. Johann G. Schnitzer, D-88045 Friedrichshafen, http://www.dr-schnitzer.de

Bluthochdrucks und der Folgerisiken. „Der Spiegel" berichtete damals über jene Studie unter der Überschrift „Arztfern leben", weil die Redaktion dieses als die beste Überlebensstrategie erkannt hatte.

Dieser Rat des „Spiegel" scheint nicht nur für die Hypertonie zu gelten. In „Bild der Wissenschaft", Dezember 2000, Seite 50, wird von einem Ärztestreik in einem israelischen Krankenhaus im Mai 2000 berichtet. Hunderttausende von Ambulanzterminen und Operationen mussten abgesagt werden. Nach Angaben von Bestattungsunternehmen im Großraum Jerusalem waren während der Dauer des Streiks etwa 50 Prozent weniger Sterbefälle zu verzeichnen als im gleichen Vorjahresmonat. Danach stiegen sie wieder auf „normales" Niveau. Im Februar 2004 ist auf der Titelseite dieser Zeitschrift zu lesen: „Kunstfehler: Irren ist ärztlich. 25 000 Tote pro Jahr".

Um das gegenwärtige Bild der Medizin abzurunden: Wer bisher Kritik an Kollegen übte, musste, auch wenn sie berechtigt war, mit einem Berufsgerichtsverfahren und empfindlichen Strafen rechnen, weil er „das Ansehen der Ärzteschaft" geschädigt habe, was nach der Berufsordnung nicht erlaubt ist. Dies ist eines der Instrumente, mit welchen das herrschende Dogma und dessen Exponenten sich gegen unerwünschte Kritik schützen, auch wenn das Ganze auf Kosten der Bevölkerung gehen sollte.

Dazu gibt es indessen ein Urteil des Bundesverfassungsgerichts: Auch herabsetzende Kritik gelte als freie Meinungsäußerung und dürfe nicht als berufsunwürdiges Verhalten geahndet werden (AZ: 1 BvR 390/95). Die Meldung steht auf der selben Seite von „Bild der Wissenschaft" wie der Bericht über den Leben rettenden Ärztestreik in Israel.

Solches mag manchem Kollegen helfen, von dem immer noch verbreiteten Sockel der Selbstgefälligkeit herabzusteigen, und aufgeschlossener zu werden für natürliche Heilverfahren wie diese Therapie der essentiellen Hypertonie, welche das Leben der Patienten verlängern anstatt es zu verkürzen. Es könnte doch auch einen selbst treffen, oder etwa nicht? Und wer möchte sich gar wegen „verweigerter Hilfeleistung" belangen lassen, wenn er eine aussichtsreiche, unschädliche – da natürliche – Heilmethode seinen Hypertonie-Patienten vorenthält und sie statt dessen auf Lebenszeit auf nebenwirkungsreiche Pillen setzt, die Hypertonie nicht heilen und die zudem das Risiko plötzlicher fataler Herz-Kreislauf-Ereignisse nicht mindern?

Es besteht kein Zweifel: Wer an Bluthochdruck erkrankt ist, hat allen Grund, sich – mehr als um alles andere – um die Wiederherstellung seiner Gesundheit zu kümmern.

Dr. Johann Georg Schnitzer „Die kausale Therapie der essentiellen Hypertonie". Privately printed. All rights reserved.
© Copyright 1987-2001-2004-2010 by Dr. Johann G. Schnitzer, D-88045 Friedrichshafen, http://www.dr-schnitzer.de

Das wissen inzwischen immer mehr Menschen. Sie gehen zu ihrem Arzt, lassen sich untersuchen – und erhalten blutdrucksenkende Medikamente verschrieben, dazu teils auch cholesterinsenkende und gerinnungshemmende Mittel, und dazu noch weitere, welche gegen die Nebenwirkungen der ersteren verschrieben werden. So auch – gegen gegen die häufig als „Nebenwirkung" der üblichen Standardtherapie auftretende – Impotenz, falls der Patient es sich leisten kann, ein teures Potenzmittel (welche durch diesen Nebenwirkungsmechanismus eine Goldgrube für die Hersteller und den Arzneimittelhandel geworden ist). Die Sache hat jedoch einen Haken:

Symptomatische Behandlung heilt nicht

Wenn der Blutdruck eines Patienten erhöht ist und man ihm blutdrucksenkende Mittel gibt, dann wird höchstens eines normal: Der angezeigte Wert auf dem Blutdruckmessgerät.

Der Patient selbst fühlt sich keineswegs normal; im Gegenteil. So lange der Bluthochdruck unbehandelt war, spürte er praktisch nichts. Schlecht fühlt er sich erst, seit er blutdrucksenkende Medikamente erhält. Welche Gründe dieses hat, wird noch erläutert werden.

Dass das eigentliche kardiovaskuläre Risiko durch die medikamentöse Behandlung keineswegs geringer geworden ist, wird am deutlichsten durch die Tatsache, dass Piloten, bei welchen Bluthochdruck festgestellt wird, sofort „gegroundet" werden (kein Flugzeug mehr führen dürfen) – und dass sie dieses auch dann bleiben, wenn ihr Blutdruck durch solche Medikamente auf „normal" eingestellt worden ist.

Die Fliegerärzte wissen genau, dass durch diese symptomatische „Therapie" das Risiko eines plötzlichen Ausfalls wegen Hirnschlag, Herzinfarkt oder Embolie keineswegs geringer geworden ist. Angesichts des hohen Wertes erfahrener Piloten einer Fluglinie und der teuren und zeitraubenden Ausbildung von Nachwuchs werden hier Kosten und Risiken sehr genau überlegt. Offensichtlich überwiegt das große Risiko selbst angesichts der kostspieligen Ausbildung neuer Piloten.

Wissen Sie es auch? Ist es Ihnen bewusst, dass Ihre unter Dauermedikation gesetzten Hypertonie-Patienten nach wie vor in dem gleichen hohen kardiovaskulären Risiko leben (und vielleicht daran sterben) müssen? Oder hat man Ihnen während der medizinischen Ausbildung und auf Fortbildungstagungen zum Thema Hypertonie diese Tatsache ebenfalls ver-

Dr. Johann Georg Schnitzer „Die kausale Therapie der essentiellen Hypertonie". Privately printed. All rights reserved.
© Copyright 1987-2001-2004-2010 by Dr. Johann G. Schnitzer, D-88045 Friedrichshafen, http://www.dr-schnitzer.de

schwiegen? Letzteres wäre möglich, denn in der „Hypertonie-Arena“ wird mit harten Bandagen, Intrigen und gezielter Desinformation gearbeitet. Es war in einer Zeit, als die deutsche Regierung noch Geld hatte, dass ich hiervon einen Eindruck vermittelt bekam.

Das Gesundheitsministerium hatte einen Fundus von 600 Millionen DM „zur weiteren Erforschung der Zivilisationskrankheiten“ zur Verfügung gestellt. Ein „Institut Schloss XY“ erhielt den Auftrag, sich um die richtige Verwendung dieser Mittel zu kümmern. Es folgte eine Einladung an alle interessierten Wissenschaftler zu einer Tagesveranstaltung in der Universität Ulm, bei welcher Arbeitssitzungen zu den verschiedenen Krankheiten stattfinden würden und eine sinnvolle Verwendung der Mittel abgeklärt werden sollte.

Selbst war ich aufgrund meiner vorangegangenen Studien an mehreren Themen interessiert, u.a. an Gebissverfall und -degeneration, Krebs, Herz-Kreislauf-Krankheiten, Akzeleration, Gewichtsfragen.

Als ich in Ulm ankam, stellte sich heraus, dass die „Insider“ (= die Lobbys) schon am Vortag eine Zusammenkunft unter Ausschluss der freien Forscher und Wissenschaftler gehabt hatten, auf der bereits die Verteilung der Mittel und das weitere Vorgehen abgesprochen worden waren.

Die Arbeitsgruppen fanden dann zwar statt, aber sämtliche zur selben Stunde, so dass nur die Teilnahme an einer Gruppe möglich war. Ich entschied mit für die Bluthochdruck-Gruppe, weil diese Krankheit die meisten Todesfälle in der Bevölkerung verursacht.

Die Eröffnung der Arbeitsgruppe erfolgte durch einen Professor der Pharmakologie, der sich zum Vorsitzenden erklärte und gleich anschließend verkündete, dass „nichtmedikamentöse, nichtärztliche Methoden von der Förderung von vorneherein ausgeschlossen“ seien. Ich protestierte: „Sie können doch nicht die halbe Bevölkerung unter Dauermedikation setzen!“. Darin wurde ich unterstützt vom Ulmer Sport-Professor und von einer Chefärztin einer Klinik der Bundesversicherungsanstalt. Aber diese Proteste halfen absolut nichts.

Der Professor gründete dann die „Heidelberger Herz-Kreislauf-Studie“. 10 Jahre später wurde bekannt, dass die Studie in diesen 10 Jahren 60 Millionen DM verbraucht hat, ohne ein praktisch zur Eindämmung der Hypertonie geeignetes Ergebnis erbracht zu haben ...

Warum ist das so? Warum ist die essentielle Hypertonie scheinbar unheilbar? Ist der Kampf gegen diesen gefährlichen Risikofaktor aussichts-

Dr. Johann Georg Schnitzer „Die kausale Therapie der essentiellen Hypertonie“. Privately printed. All rights reserved.
© Copyright 1987-2001-2004-2010 by Dr. Johann G. Schnitzer, D-88045 Friedrichshafen, http://www.dr-schnitzer.de

los? Oder ist vielleicht der bisher beschrittene Weg nicht der richtige? Ist es vielleicht ein zu einfaches Denkschema, beim Auftreten der essentiellen Hypertonie zu glauben, es genüge, den Druck medikamentös auf den „normalen“ Wert herunterzuzwingen?

Nachdem dieser seit Jahrzehnten üblich gewordenen Maßnahme so wenig Erfolg beschieden ist – nach wie vor verstirbt die Hälfte der Bevölkerung an einer Herz-Kreislauf-Krankheit lange vor Erreichen der natürlichen Lebenserwartung – ist es unumgänglich, tiefer in die Grundzusammenhänge einzudringen und als erstes der einfachen Frage nachzugehen:

Warum steigt der Blutdruck?

Die erstaunliche, weil ebenso einfache Antwort auf diese Frage ist: Weil es notwendig ist.

Die Erhöhung des Blutdrucks ist eine höchst zweckmäßige Maßnahme des Organismus. Sie ist die konsequente, richtige Antwort auf eine Verengung der Blutkapillaren und eine erhöhte Viskosität des Blutes. Jeder Ingenieur würde unter gleichen Umständen ebenso handeln.

Damit sind wir bereits einen entscheidenden Schritt weiter. Wir verstehen jetzt, warum die medikamentöse Blutdrucksenkung ein unzweckmäßiger Eingriff ist, der den Organismus zwingt, sich dagegen zu wehren. Das führt zu einem Wiederanstieg des künstlich niedrig gehaltenen Blutdrucks – und das veranlasst den unwissenden Behandler, die Dosierungen zu erhöhen. Wieder wehrt sich der Organismus, wieder erhöht der Behandler die Dosierungen und die Zahl der Medikamente – bis der Organismus erschöpft aufgibt und es zur kardiovaskulären Katastrophe kommt.

Jetzt wissen wir auch, warum sich die hypertonen Patienten erst dann schlecht fühlen, wenn sie blutdrucksenkende Mittel einnehmen: Diese machen die Kompensation des erhöhten Strömungswiderstandes durch erhöhten Blutdruck zunichte, sodass die Ver- und Entsorgung der Körperzellen und -organe unzureichend wird.

Noch aber wissen wir nichts über die Ursachen der Gefäßverengungen, und ebenso wenig über die Ursachen der erhöhten Blut-Viskosität. *Warum* sind die Kapillaren verengt, *warum* ist das Blut dickflüssiger geworden?

Dr. Johann Georg Schnitzer „Die kausale Therapie der essentiellen Hypertonie“. Privately printed. All rights reserved.
© Copyright 1987-2001-2004-2010 by Dr. Johann G. Schnitzer, D-88045 Friedrichshafen, http://www.dr-schnitzer.de

Die wirklichen Ursachen des Bluthochdrucks

Die Blutgefäße und Blutkapillaren von Hypertonikern zeigen bei der mikroskopischen Untersuchung Verengungen dadurch, dass die Gefäßwände, genauer gesagt die Basalmembranen der Gefäße, verdickt sind. Das sind normalerweise dünnhäutige Schläuche, auf denen die innen auskleidenden Zellen sitzen (die Intima).

Das Blut selbst ist bei hypertonen Patienten dickflüssiger, und zwar gleich aus mehreren Gründen:

- Das Hämatokrit – der Anteil der zellulären Bestandteile am Gesamtvolumen des Blutes, gemessen in Volumenprozent – ist erhöht (= mehr Blutzellen, weniger Blutflüssigkeit);
- die Erythrozyten sind praller mit Hämoglobin gefüllt, so dass sie beim Passieren der Blutkapillaren einen höheren Widerstand erzeugen (beim Gesunden rollen sich die nur halb gefüllten Erythrozyten aktiv, „panzerkettenartig" durch die Kapillaren hindurch, geben dabei den transportierten Sauerstoff ab und nehmen das entstandene Kohlendioxid zum Abtransport auf);
- teilweise sind die Erythrozyten „geldrollenartig" miteinander verklumpt, was den Strömungswiderstand weiter erhöht;
- die Blutflüssigkeit selbst hat ebenfalls eine höhere Viskosität (ist dickflüssiger geworden).

Aus alledem folgt: Die Blutdruckerhöhung ist kein „Versagen", keine „Fehlsteuerung" des Organismus, die nun durch ärztliches Eingreifen „korrigiert" werden müsste.

Die Erhöhung des Blutdrucks ist vielmehr im Gegenteil eine höchst zweckmäßige Gegenmaßnahme des Organismus, um trotz höherer Viskosität des Blutes und trotz verengter Blutgefäße und Kapillaren noch eine ausreichende Blutmenge durch das Gefäßsystem pumpen zu können. Damit sichert das Steuerungssystem des Organismus trotz der erschwerten Umstände eine ausreichende Versorgung aller Zellen, Gewebe und Organe mit Sauerstoff und Energieträgern, und die Entsorgung von Stoffwechselabbauprodukten und Kohlendioxid.

Ein blutdrucksenkender Eingriff ohne Maßnahmen zur Normalisierung des Hämatokrit und der Basalmembran der Blutgefäße muss daher objektiv

Dr. Johann Georg Schnitzer „Die kausale Therapie der essentiellen Hypertonie". Privately printed. All rights reserved.
© Copyright 1987-2001-2004-2010 by Dr. Johann G. Schnitzer, D-88045 Friedrichshafen, http://www.dr-schnitzer.de

als Kunstfehler angesehen werden – auch wenn dieser gegenwärtig noch durch die überholten Dogmen der „herrschenden Schule“ und ihre Exponenten „forensisch abgesichert“ ist.

Man verlasse sich aber nicht auf die Loyalität dieser Koryphäen und Medizinpäpste. Sobald sich solche Dogmen aufgrund öffentlichen Drucks nicht mehr halten lassen, lässt man erfahrungsgemäß die Kollegen, die sich auf die bisherigen Dogmen gestützt hatten, allein im Regen stehen. Das hat sich in der Vergangenheit bereits gezeigt.

So wurde zum Beispiel Amalgam als Zahnfüllungsmaterial jahrzehntelang von Professoren, Zahnärztekammern und Krankenkassen nicht nur gedeckt, sondern regelrecht dessen Anwendung erzwungen. Zahnärzten, die es nicht anwendeten, wurde mit Entzug der Kassenzulassung gedroht. Wer die Gefahr erkannt hatte und zu warnen versuchte, wurde unter Druck gesetzt. In der Fachpresse wurde Zensur ausgeübt.

Als sich dann die ständige Abgabe des hochgiftigen Quecksilbers an den Organismus und dessen Anreicherung z.B. im Gehirn, dem Kieferknochen und den Nieren nicht mehr verheimlichen ließ („Kieler Gutachten“), ließen die Zahnärztekammern plötzlich verlauten, es läge in der Verantwortung des einzelnen Zahnarztes, welches Füllungsmaterial er verwende.

Ähnlich könnte es Ärzten gehen, die sich auf die von der „herrschenden Schule“ empfohlene „Standardtherapie des Bluthochdrucks“ verlassen und eines Tages vor der Tatsache stehen, dass sie für die trotzdem eingetretenen fatalen Herz-Kreislauf-Ereignisse bei etlichen Patienten mit zur Verantwortung gezogen werden, weil sie die eigentlichen Ursachen der Erkrankung ignorierten und fortbestehen ließen.

Dies führt uns zum nächsten Fragenkomplex; denn noch sind wir nicht am Ursprung der Ursachenkette angekommen:

Welche Substanzen sind es, die in die Basalmembran der Blutgefäße eingelagert sind und zu höherer Viskosität des Blutes führen? *Warum* ist der Gesamt-Eiweißgehalt des Blutes erhöht? *Wie* kommt es zu der Vermehrung der Blutzellen und zur pralleren Füllung der Erythrozyten mit Hämoglobin? *Wieso* hat sich das natürliche Gleichgewicht zwischen Blutgerinnung und Gerinnungsauflösung (z.B. um nach Abdichtung eines verletzen Blutgefäßes den Blutstrom wieder herzustellen) in Richtung erhöhter Gerinnungsneigung verschoben?

Dr. Johann Georg Schnitzer „Die kausale Therapie der essentiellen Hypertonie“. Privately printed. All rights reserved.
© Copyright 1987-2001-2004-2010 by Dr. Johann G. Schnitzer, D-88045 Friedrichshafen, http://www.dr-schnitzer.de

Bedeutendste Grundursache: Zivilisationskost

Alle Stoffe, aus welchen der Organismus besteht, sind ihm mit der Nahrung zugeführt und auf dem Wege der Assimilation in körpereigene Substanzen umgewandelt worden. Einzige Ausnahme ist der Sauerstoff, der über die Atemwege in den Organismus gelangt.

Lange Zeit lebte die Wissenschaft in der Vorstellung, dass der Organismus in der Lage sei, aus jeglicher Nahrung die Substanzen herzustellen, die er braucht. Es sei lediglich notwendig, die drei Grundnährstoffe Eiweiß, Fette und Kohlenhydrate zuzuführen. Alles weitere sei nur unnötiger Ballast. Das beste seien daher raffinierte, von Ballaststoffen befreite Nahrungsmittel. (Diese seit Jahrzehnten überholte Auffassung ist noch heute die Grundlage der verbreitetsten Hauptnahrungsmittel).

Man glaubte außerdem, der Organismus sei in der Lage, sich an jede Art von Nahrung „anzupassen". Folgerichtig – als Schlussfolgerung aus diesem Dogma – galt ein weiteres Dogma, dass Krankheiten nichts mit Ernährung zu tun haben. (Diese längst überholte Auffassung trifft man bis auf den heutigen Tag immer noch bei vielen Ärzten an).

Diese beiden Dogmen hätten spätestens zusammenbrechen müssen, als die ersten Vitamine entdeckt wurden, deren Mangel Krankheiten auslösen kann. Das wurde aber verhindert durch ein weiteres Dogma: Dass nur als vorhanden und wirksam anerkannt wird, was auch erforscht ist.

Der wissenschaftliche Grundfehler liegt dabei in der unerlaubten Übertragung von Regeln der Pharmakologie auf die Ernährungslehre.

So galt immer nach dem Stande der Forschung eine Ernährung dann als ausreichend, wenn in ihr alle erforschten Substanzen in genügenden Quantitäten enthalten waren. Dass mit jeder neuen Entdeckung einer weiteren lebensnotwendigen Substanz die vorhergehende Zusammensetzung als unzureichend verworfen werden musste, dass also logischerweise der heutige Stand der Forschung auch nicht die endgültig letzte Erkenntnis darstellen kann, wurde und wird unter den Tisch gekehrt.

Dabei sind selbst beim weltweit wichtigsten Grundlebensmittel, dem Weizen, erst etwa 91 % seiner Inhaltsstoffe erforscht. Bei anderen Lebensmitteln sieht es noch weitaus „dünner" aus. Ebenso wenig ist sich die Wissenschaft über den Tagesbedarf des Menschen an den verschiedenen erforschten Substanzen einig.

Dr. Johann Georg Schnitzer „Die kausale Therapie der essentiellen Hypertonie". Privately printed. All rights reserved.
© Copyright 1987-2001-2004-2010 by Dr. Johann G. Schnitzer, D-88045 Friedrichshafen, http://www.dr-schnitzer.de

Die Stoffe, welche die Basalmembranen der Blutkapillaren und Blutgefäße verdicken, stammen ebenso aus der heutigen Art der Ernährung wie jene, welche die Viskosität und Gerinnungsneigung des Blutes erhöhen.

Am gefährlichsten: Eiweißüberschüsse!

Jahrzehntelang galt das Dogma, der Organismus könne kein Eiweiß speichern, sondern würde Überschüsse durch eine Erhöhung des Grundumsatzes verheizen. Das war aber nur die halbe Wahrheit. Zwar erhöht überschüssige Eiweißzufuhr den Grundumsatz – aber nur ein Teil dessen wird verbraucht, ein anderer Teil lagert sich ein. Bei insgesamt ausreichender Kalorienzufuhr und ständigem Eiweißüberschuss akkumuliert der Eiweißvorrat immer mehr.

Die Eiweißüberschüsse werden vor allem durch den hohen Anteil tierischer Nahrungsmittel in der heutigen Ernährung zugeführt: Fleisch, Wurst, Fisch, Ei, Milch, Milchprodukte sind die hauptsächlichen Quellen.

Verstärkt wurde die Eiweißüberversorgung durch ein anderes Dogma: Dass der Mensch pro Tag 200 g Eiweiß zuführen müsse. Dies vertrat u.a. ein Hamburger Professor, der für seine Forschungen beträchtliche Zuschüsse der Fischindustrie erhielt. Später reduzierte man diese Zahl in vorsichtigen Schritten. Die „wissenschaftliche Meinung“ (Wissenschaft oder Meinung?) einer tonangebenden Gesellschaft lag dann vor einigen Jahren bei noch 65 g pro Tag, was dann erneut auf 55 g abgesenkt wurde.

Dabei weiß man seit mindestens einem halben Jahrhundert aus den praktischen Erfahrungen der FAO, Rom (Welternährungskommission) mit Millionenbevölkerungen, dass das Eiweißminimum bei 35 g pro Tag liegt, und dass dieses gleichzeitig das Eiweißoptimum ist – das bedeutet, eine höhere Zufuhr ist von Nachteil.

Einen ergänzend ungünstigen Einfluss üben die isolierten Kohlenhydrate aus (Auszugsmehle, Stärken, Industriezucker, und alle damit hergestellten Produkte). Sie bilden zusammen mit den Eiweißüberschüssen jene Mucopolysaccharide, welche die Einlagerungen in den Basalmembranen des Blutgefäßsystems hauptsächlich bilden.

In derart veränderten Gefäßen findet dann ein Rückstau z.B. an Cholesterin statt, das nicht mehr genügend abfließen kann.

Dr. Johann Georg Schnitzer „Die kausale Therapie der essentiellen Hypertonie“. Privately printed. All rights reserved.
© Copyright 1987-2001-2004-2010 by Dr. Johann G. Schnitzer, D-88045 Friedrichshafen, http://www.dr-schnitzer.de

Der Eiweißüberschuss ist es auch, der zur Vermehrung des Bluteiweißgehaltes, zur Vermehrung der Blutzellen und zur stärkeren, pralleren Füllung der Erythrozyten führt. Dies alles zusammen bewirkt eine mehr oder weniger starke Erhöhung der Blutviskosität. Gleichzeitig findet eine Verschiebung des Gerinnungs-Auflösungs-Gleichgewichts in Richtung erhöhter Gerinnungsneigung statt.

In solchem Blut kommt es leicht zu einem Zusammenkleben der Erythrozyten, zur schon erwähnten sogenannten „Geldrollenbildung“. Die Folge ist u.a. eine starke Verkleinerung der freien Oberfläche, und dadurch verringert sich die Sauerstoffbindungsfähigkeit beträchtlich. Das veranlasst den Organismus, noch mehr Erythrozyten zu bilden, um die Sauerstoffversorgung zu sichern – ein richtiger „circulus vitiosus“, der eine immer stärkere „Blutverdickung“ bewirkt.

Die Eiweißüberschüsse lagern sich auch in die zarten Gewebe zwischen den Kapillaren und den Körperzellen ein (Interstitium = „das Dazwischenliegende“), wodurch die Transportstrecken für alle Substanzen vergrößert und die Transportzeiten (z.B. für Sauerstoff) im Quadrat verlängert werden. Das ist ein Grund für den Sauerstoffmangel der Muskeln, auch des Herzmuskels, schon bei mittlerer Anstrengung, und die Neigung zu Muskelkatern und Herzschmerzen wegen der Ansammlung von Milchsäure und Brenztraubensäure in den Muskeln als deren Ursache. Das sind flüssige Säuren, die nicht ausgeatmet werden können wie die normalerweise entstehende Kohlensäure.

Die Transportstrecken können auf diese Weise um das 15-fache und mehr verlängert sein. Das bedeutet eine Verlängerung der Transportzeiten um das 225-fache und mehr, für Sauerstoff, Energieträger, Hormone (z.B. auch Insulin!), und Stoffwechselabbauprodukte. Dass so fast nichts mehr richtig funktioniert, die Hormonsteuerung versagt und Stoffwechselentgleisungen überhand nehmen, ist verständlich.

Selbst die Zellmembranen verdicken sich. Hierdurch werden die darin verankerten Hormonrezeptoren, die „Spezialantennen für den Empfang von Hormonbotschaften“, in einem Eiweiß-Sumpf ertränkt, so dass Hormone wie z.B. Insulin nicht nur viel zu spät den Ort ihrer Wirkung erreichen, sondern dort auch nur noch mangelhaft wirken können.

Im Unterhautbindegewebe findet die massivste – und zugleich harmloseste – Einlagerung der Eiweißüberschüsse statt, und zwar in Form der Vermehrung der Eiweißfasern selbst. Das beim Unterernährten papier-

Dr. Johann Georg Schnitzer „Die kausale Therapie der essentiellen Hypertonie“. Privately printed. All rights reserved.
© Copyright 1987-2001-2004-2010 by Dr. Johann G. Schnitzer, D-88045 Friedrichshafen, http://www.dr-schnitzer.de

dünne Unterhautbindegewebe wird so unter der heute üblichen „Eiweißmast“ (so Prof. Dr. med. Lothar Wendt, der diese Zusammenhänge dokumentiert hat) zu einem dicken Schwamm, der viel Wasser aufsaugen kann, vor allem dann, wenn auch noch reichlich Salz zugeführt wird (9 g Salz binden 1 kg Wasser im Körper). Das ist der Hauptmechanismus des heute verbreiteten Übergewichts. Das erklärt auch, warum die oft zum Abnehmen verordnete eiweißreiche, kalorienarme Diät so wenig hilft.

Das Wissen um die Einlagerung großer Eiweißmengen im Unterhautbindegewebe ist für die kausale Therapie der essentiellen Hypertonie deshalb von Bedeutung, weil hier der größte Eiweißvorrat lagert, aus welchem sich das Blutgefäßsystem immer wieder auffüllt, auch wenn dort selbst bereits Normalisierungserfolge erzielt wurden. Erst wenn diese Vorratslager ebenfalls auf einen normalen, gesunden Bestand zurückgeführt sind, kann sich deshalb ein dauerhafter Gesundungserfolg einstellen.

Die Rolle des Natriumchlorids

Hypertonikern wird gerne empfohlen, salzarm zu essen, weil man weiß, dass Kochsalz ihren Blutdruck weiter erhöht. Wie jedoch der Wirkungsmechanismus ist, und warum Natriumchlorid beim Gesunden keine Blutdruckerhöhung bewirkt, darüber hatte man bisher keine Vorstellungen.

Dieser Mechanismus wird erst durch die Kenntnis der Eiweißeinlagerungen als Ursache des Bluthochdrucks verständlich. Eiweiß und Mucopolysaccharide haben eine sehr hohe Wasserbindungsfähigkeit. Wie ein Schwamm können sich diese Substanzen voll Wasser saugen.

Die physiologische Kochsalzkonzentration in den Geweben beträgt 0,9 Prozent. Das bedeutet, dass 9 g Salz einen Liter (= 1 kg) Wasser binden.

Wenn tierisches Eiweiß in Form von Fleisch, Wurst, Fisch,, Käse, Ei zugeführt wird, so wird diesem in aller Regel auch reichlich Salz zugefügt. Sonst würde es sehr fade schmecken (ein Hinweis darauf, dass diese Nahrungsmittel nicht zur genetisch programmierten Urnahrung des Menschen gehören).

Auf diese Weise werden gleichzeitig Eiweiß und Salz reichlich zugeführt. Hierdurch vervielfältigt sich die Wasserbindefähigkeit der Eiweißspeicher um Organismus, oft um viele Kilogramm – bis hin zur schweren „Fettsucht“, die eigentlich mehr eine eiweißbedingte Wassersucht ist.

Dr. Johann Georg Schnitzer „Die kausale Therapie der essentiellen Hypertonie“. Privately printed. All rights reserved.
© Copyright 1987-2001-2004-2010 by Dr. Johann G. Schnitzer, D-88045 Friedrichshafen, http://www.dr-schnitzer.de

Gefährlich wird es dann, wenn die Eiweiß- und Mucopolysaccharid-Einlagerungen in den Basalmembranen der Blutgefäße und -kapillaren – die ohnehin den Innendurchmesser bereits einengen – durch Salzzufuhr weiter aufquellen. Der Innendurchmesser wird dann noch enger, der Körper muss logischerweise den Blutdruck noch weiter erhöhen, um die Durchblutung der Gewebe aufrecht zu erhalten. Wenn ein solches Gefäß ohnehin schon fast zu ist, kann es durch die Salzzufuhr unter Umständen ganz zuquellen. Dann sind Herzinfarkt, Hirnschlag, Endangiitis obliterans oder Diabetesgangrän fällig, je nach Situation.

Das sind die Gründe, warum Natriumchlorid für den Bluthochdruckkranken so viel gefährlicher werden kann als für den Gesunden.

Auf der anderen Seite kann jedoch auch der Entzug von Kochsalz beim Hypertoniker fatale Folgen haben. Denn die Salzmenge im Körper bestimmt auch, wieviel Wasser durch sie im strömenden Blut gebunden wird. Lässt man das Salz weitgehend weg, so wird ein Teil dieses mit dem Blut kreisenden Wassers ausgeschieden. Dadurch dickt sich das Blut weiter ein, und möglicherweise kommt es gerade durch den Salzentzug zu einer Embolie, einem Hirnschlag oder Herzinfarkt.

Wahrscheinlich aufgrund solcher Erfahrungen hat man die weitgehende Salzeinschränkung bei Hypertonikern in den letzten Jahren wieder verlassen. Es war ohnehin nur eine symptomatische Maßnahme, wie die ganze bisherige „Standard-Therapie des Bluthochdrucks".

Dysstress – eine zusätzliche Mitursache

Eu-Stress wirkt aufbauend und stärkend – er ist die erfolgreiche Bewältigung von Herausforderungen, die das Leben im Großen und Kleinen an den Menschen stellt.

Dys-Stress aber ist die Differenz zwischen Wollen oder Müssen einerseits, und dem eingeschränkten Dürfen oder zur Bewältigung nicht ausreichenden Können andererseits. Solche Situationen haben sich in der heutigen Zivilisation vervielfacht.

Stress jeder Art ist gleichbedeutend mit einer Alarmsituation für den Organismus, in welcher alle seine Systeme in Bereitschaft für Arbeit, Leistung, Flucht oder Angriff gehen. Im ursprünglichen Leben unserer Ahnen folgte auf eine solche Situation meist auch die entsprechende Aktion, so

Dr. Johann Georg Schnitzer „Die kausale Therapie der essentiellen Hypertonie". Privately printed. All rights reserved.
© Copyright 1987-2001-2004-2010 by Dr. Johann G. Schnitzer, D-88045 Friedrichshafen, http://www.dr-schnitzer.de

dass die bereitgestellten Substanzen verbraucht wurden. Zumindest aber war ihr Leben so sehr von körperlichen Aktivitäten erfüllt, dass die Verarbeitung von Stress-Sitationen und den in diesen gebildeten Hormonen und sonstigen Stoffwechselprodukten gesichert war.

Anders im heutigen modernen Zivilisationsleben. Die entstehenden Stress-Sitationen lassen sich kaum mehr durch körperliche Aktionen auflösen. Hinzu kommt, dass die körperlichen Aktivitäten des Zivilisationsmenschen längst weit unter jenes Minimum abgesunken sind, welches eine Verarbeitung von in Stress-Situationen entstandenen Stoffen erlauben würde.

Viele Menschen werden zusätzlich durch ihre Mitmenschen, Vorgesetzte, Partner, Behörden und die Gesellschaftsstruktur an sich unter Dauerstress gesetzt. Sie werden in unerfreuliche, ärgerliche, bedrückende, deprimierende, beängstigende, entwürdigende, bedrohliche, ausweglose Situationen gebracht, aus welchen sie sich nicht befreien können, in welchen sie gefangen sind. So produziert ihr Organismus fortwährend Stresshormone, stellt sich fortwährend darauf ein, dass im nächsten Augenblick eine explosionsartige Kraftentfaltung zur Befreiung aus dieser Situation erforderlich werden könnte – ohne dass es je zu dieser Entladung kommt.

„Die Hälfte der Menschen steht morgens nur auf, um der anderen Hälfte das Leben schwer zu machen und sie von ehrlicher Arbeit abzuhalten“, so ein deutscher, in die USA ausgewanderter Wirtschaftswissenschaftler. Mobbing, die Schikane von Arbeitskollegen, gehört dazu ebenso wie Bürokratismus, die Gängelung durch Berufsorganisationen und das Ersticken jeglicher Handlungsmöglichkeit durch eine sinnlose Flut von oft widersprüchlichen, wenig durchdachten oder von Lobbies beeinflussten Gesetzen, Vorschriften, Bestimmungen und deren juristische Auslegungen in Gerichtsurteilen.

So wird schädlicher Dysstress zu einer zusätzlichen Mitursache der Hypertonie und der kardiovaskulären Erkrankungen. Er bewirkt unter anderem – durch eine ständige Überproduktion des Stresshormons Adrenalin – eine zusätzliche Vermehrung der Erythrozyten und eine zusätzliche Verengung der Blutgefäße in allen Organen, die in Alarmsituationen weniger wichtig sind.

Ferner entsteht unter Dysstress eine flache, ungenügende Atmung. Der Atem wird fast angehalten in der unbewussten Erwartung, dass die gefährliche Situation sich gleich entladen wird; „atemlos“ angespannt wartet der gestresste Mensch darauf, was nun gleich passieren wird. Aber es passiert

Dr. Johann Georg Schnitzer „Die kausale Therapie der essentiellen Hypertonie“. Privately printed. All rights reserved.
© Copyright 1987-2001-2004-2010 by Dr. Johann G. Schnitzer, D-88045 Friedrichshafen, http://www.dr-schnitzer.de

nichts, er kann nicht reagieren, die ungelöste Situation besteht fort. Er erreicht daher nie den erlösenden Moment, in dem er wieder „frei durchatmen" kann.

Der so entstandene Sauerstoffmangel führt zu einer weiteren Vermehrung der Erythrozyten in dem Bestreben, mehr Sauerstoff in die Gewebe zu transportieren. Da dieses aber durch die flache Atmung und die zunehmende Verklebung zu vieler roter Blutkörperchen verhindert wird, führt auch Dysstress in denselben „circulus vitiosus", der die Blutverdickung weiter vorantreibt.

Ganz gefährlich wird die Situation, wenn der solchermaßen gestresste Mensch sich auch noch eiweißreich ernährt und seine Nahrung ausserdem isolierte Kohlenhydrate und gesättigte Fette (meist tierischer Herkunft) enthält. Raucht er ausserdem noch, so ist dies eine fast zuverlässig tödliche Konstellation.

Die Gefährlichkeit des Rauchens bei Hypertonie

Tabakrauch enthält Nikotin, ein Suchtgift, welches zunächst die Blutkapillaren erweitert. Das ist eine Mitursache für die zunächst auftretenden angenehmen Gefühle. Danach aber bewirkt Nikotin für einen wesentlich längeren Zeitraum Gefäßverengungen – und das löst mit den unangenehmen Gefühlen das Verlangen nach der nächsten Zigarette aus.

Wenn die Blutgefäße durch die vorher beschriebenen Umstände ohnehin schon verengt sind, so kann die nikotinbedingte zusätzliche Verengung einen Gefäßverschluss auslösen, einen Herzinfarkt, einen Hirnschlag oder das Absterben eines Gewebsbezirks durch den Verschluss des versorgenden Blutgefäßes („Raucherbein").

Weniger als Mitursache des Bluthochdrucks bekannt, aber noch gefährlicher ist das mit dem Tabakrauch eingeatmete Kohlenmonoxid. Es entsteht durch den Schwelvorgang im Tabak; wegen relativem Sauerstoffmangel kann Kohlenstoff nicht vollständig zu Kohlendioxid verbrannt werden.

Das Kohlenmonoxid hat eine stärkere Affinität zum Hämoglobin als der Sauerstoff. Das bedeutet, dass mit Kohlenmonoxid verbundenes Hämoglobin für die Atmung und den Sauerstofftransport im Organismus unbrauchbar geworden ist. Es muss so schnell wie möglich aus dem strömenden Blut entfernt werden. Hierzu wird es zunächst in die Basalmembranen

Dr. Johann Georg Schnitzer „Die kausale Therapie der essentiellen Hypertonie". Privately printed. All rights reserved.
© Copyright 1987-2001-2004-2010 by Dr. Johann G. Schnitzer, D-88045 Friedrichshafen, http://www.dr-schnitzer.de

der Blutgefäße und Kapillaren „ausgelagert“. Dort vermehrt es dann die Gefäßwandverdickungen, die meist schon vorher durch eine ständig eiweißüberschüssige Ernährung erheblich sind.

Auf diese Weise kann Rauchen „das Fass zum Überlaufen bringen“. Auf jeden Fall ist Rauchen eine zusätzliche Mitursache des Bluthochdrucks, jenes stummen Alarm- und Warnzeichens vor der häufigsten Lebensgefahr für den modernen Zivilisationsmenschen.

Bewegungsmangel

Der Mangel an Bewegung ist in den hochzivilisierten Ländern schon fast absolut geworden. Höhenunterschiede werden mit dem Lift, Entfernungen mit einem Fahrzeug zurückgelegt, und die Arbeit selbst ist überwiegend geistiger Natur. Der vor dem Computerbildschirm sitzende Mensch bewegt nur noch seine Finger, und die schwersten Gegenstände, die er hochhebt, sind Bögen Papier, sein Telefonhörer, oder manchmal ein Aktenordner.

Das reicht natürlich nicht aus, um angestaute Stressprodukte abzuarbeiten. Ausserdem fehlt es an jenem Minimum von Leistungsanforderungen, die Muskeln, Kreislauf und Skelett fit erhalten. Da alle Gewebe und Organe, die nicht beansprucht werden, abbauen, sinkt der Gesundheits- und Fitnesszustand allmählich ab, so dass schon geringe Anstrengungen schließlich eine Überforderung darstellen. Das führt in einen Teufelskreis des körperlichen Verfalls.

Dabei entsteht auch ein Mangel an den sogenannten „Gefäßputzersubstanzen“, welche bei kräftiger körperlicher Beanspruchung von mehr als 5 Minuten produziert werden und das ganze Blutgefäßsystem innen glatt machen und die Unebenheiten und Rauhigkeiten wegräumen würden.

Wie die bisherige Symptombehandlung wirkt

Es ist eine beachtliche Regulationsleistung des menschlichen Organismus, dass er in der Lage ist, den erhöhten Strömungswiderstand seines Blutkreislaufs – verursacht durch Gefäßverengungen und erhöhte Blutviskosität – mit einer Erhöhung des Blutdrucks zu beantworten.

Dies wurde bisher nicht erkannt. „Streng wissenschaftlich“ konzentrierte man sich auf das Symptom des erhöhten Blutdrucks und auf die

Dr. Johann Georg Schnitzer „Die kausale Therapie der essentiellen Hypertonie“. Privately printed. All rights reserved.
© Copyright 1987-2001-2004-2010 by Dr. Johann G. Schnitzer, D-88045 Friedrichshafen, http://www.dr-schnitzer.de

Entwicklung von Medikamenten, welche den Organismus zwingen, den Blutdruck wieder zu erniedrigen, zu „normalisieren". Man hatte ja erkannt, wie gefährdet Menschen mit erhöhtem Blutdruck sind.

Tatsächlich senken solche Mittel den Blutdruck, sodass Arzt und Patient bei der Blutdruckmessung befriedigt feststellen können, dass nahezu wieder „normale" Werte erreicht werden.

In Wirklichkeit aber hat das Mittel nur die Gegensteuerung des Organismus blockiert. Jetzt tritt ein, was der Organismus mit seiner Maßnahme der Blutdruckerhöhung verhindern wollte: Jetzt werden die Gewebe und Organe tatsächlich nicht mehr genügend mit Blut durchströmt.

Folgerichtig fühlt sich der Patient erst nach Einnahme solcher Mittel schlecht, während er vorher, so lange der Blutdruck erhöht war, nichts spürte; die Gefäßverengungen waren ja durch den höheren Druck kompensiert worden. Und jetzt ist der Patient, ebenfalls folgerichtig, auch nicht weniger, sondern eher mehr durch ein plötzliches fatales Herz-Kreislauf-Ereignis gefährdet als vorher ohne Medikation.

Aus Unkenntnis der Ursachen und Zusammenhänge werden weitere Medikamente verabreicht. Gerinnungshemmende Mittel sollen die erhöhte Gerinnungsneigung des Blutes senken. Das führt jedoch dazu, dass der Patient bei Verletzungen mit einer verringerten Blutstillung konfrontiert ist. Bei längerem Gebrauch führen diese gerinnungshemmenden Mittel außerdem zu einem Leberschaden. Darüber hinaus werden cholesterinsenkende Mittel (teils kam es zu tödlichen „Nebenwirkungen") verabreicht, weil der Cholesterinspiegel des Blutes erhöht ist (die Cholesterinüberschüsse können wegen der verdickten Gefäßwände nicht abfließen).

Das gefährlichste an diesen – nur die Symptome bekämpfenden – Maßnahmen ist die Tatsache, dass die Ursachen der Hypertonie und der Herz-Kreislauf-Erkrankungen fortbestehen. Gehen aber die Eiweißeinlagerungen in die Gefäßwände, der Anstieg der Blutviskosität und der Gerinnungsneigung weiter, so ist es nur eine Frage der Zeit, wann die gegenregulatorischen Möglichkeiten des Organismus unter so behinderten und widrigen Umständen erschöpft sind. Dann bricht das System zusammen, und eine der lebensgefährlichen oder tödlichen Katastrophen tritt ein, die täglich das Leben so vieler Menschen beenden. In Deutschland sind das derzeit jährlich fast eine halbe Million Opfer, jeden Tag des Jahres etwa 1300 Menschen, die an einem plötzlichen fatalen Herz-Kreislauf-Ereignis versterben müssen – nur wegen eines überholten aber lukrativen Dogmas.

Dr. Johann Georg Schnitzer „Die kausale Therapie der essentiellen Hypertonie". Privately printed. All rights reserved.
© Copyright 1987-2001-2004-2010 by Dr. Johann G. Schnitzer, D-88045 Friedrichshafen, http://www.dr-schnitzer.de

Der „wissenschaftliche" Irrtum – dem jeder zweite Zivilisationsmensch in Form des Herz-Kreislauf-Todes lange vor Erreichen seiner natürlichen Lebenserwartung zum Opfer fällt – besteht darin, dass man den erhöhten Blutdruck für die Ursache der nachfolgenden fatalen Herz-Kreislauf-Ereignisse hält. In Wirklichkeit ist der Bluthochdruck keine Krankheitsursache, sondern beide, Bluthochdruck und die Herz-Kreislauf-Erkrankungen, sind die Folgen einer gemeinsamen eigentlichen Ursache – die bisher überhaupt nicht behandelt wird.

Wer nunmehr davon Kenntnis hat und trotzdem mit der überholten, wenn auch üblichen „Standardtherapie" fortfährt, anstatt eine kausale Therapie zu beginnen, macht sich objektiv gesehen durch „verweigerte Hilfeleistung" am Herz-Kreislauf-Tod seiner Patienten schuldig.

Kausale Maßnahmen zur Ausheilung

Wer die wirklichen Ursachen kennt, dem eröffnen sich auch ursächliche Maßnahmen zur echten Ausheilung der Erkrankung, deren messbares Symptom der erhöhte Blutdruck ist.

Das Therapieziel muss sein, dass die autonome Steuerung des Organismus den Blutdruck normalisieren kann, weil die Gründe wegfallen, welche sie zuvor veranlasst hatten, den Blutdruck zu erhöhen.

Sofort mit kleinen Aderlässen aus der Risikozone

Der Bluthochdruckkranke befindet sich – gleich ob sein Blutdruck medikamentös gesenkt wurde oder nicht – in einem erhöhten Risikobereich für Herzinfarkt, Hirnschlag, Embolie, Gefäßverschluss.

Das normale Hämatokrit des Gesunden liegt bei 39 bis 40 %. Bei vielen Menschen und vor allem bei Bluthochdruckkranken ist dieser Wert jedoch weit höher und kann bis zu 50-60 % betragen.

Schon bei einem Hämatokrit von 49 Volumenprozent ist das Risiko eines Herzinfarktes mehr als doppelt so hoch wie bei einem Hämatokrit von 42 Volumenprozent. Auch bei erhöhtem Gesamteiweißgehalt des Blutes besteht erhöhte Gefahr einer Apoplexie, einer Embolie oder eines Infarktes.

Die rascheste Möglichkeit, den Bluthochdruckkranken mit praktisch sofortiger Wirkung aus dem höchsten Risikobereich herauszuholen, ist eine

Dr. Johann Georg Schnitzer „Die kausale Therapie der essentiellen Hypertonie". Privately printed. All rights reserved.
© Copyright 1987-2001-2004-2010 by Dr. Johann G. Schnitzer, D-88045 Friedrichshafen, http://www.dr-schnitzer.de

direkte Senkung des Gesamteiweißgehaltes in seinem Blut. Hierdurch kehren sich die Einlagerungstendenzen in die Blutgefäße sofort in eine Eiweißabbau- und Normalisierungstendenz um. Die Gefahr eines Gefäßverschlusses ist damit gebannt.

Solches ist möglich durch eine Serie von 4 bis 6, wenn nötig auch bis zu 10 kleinen Aderlässen im Abstand von je einer Woche. Die Entnahme soll jeweils nicht mehr als 80 bis 100 ccm (Milliliter) Blut betragen, um den Blutneubildungsmechanismus nicht anzuregen.

Man geht am besten so vor:

4 bis 5 Injektionsspritzen à 20 ccm werden mit physiologischer Kochsalzlösung und gegebenenfalls zusätzlich mit geeigneten homöopathischen Injektionsmitteln gefüllt und bereitgelegt.

In die gestaute Armvene wird eine im Außendurchmesser 0,8 mm starke „Butterfly-21“-Kanüle mit anmontiertem Schlauch und Luer-Ansatz (der schon auf die erste Spritze aufgesteckt und entlüftet wurde) eingeführt und mit einem Heftpflasterstreifen fixiert. Sodann wird die Stauung beendet.

Nun injiziert man langsam die physiologische Kochsalzlösung und zieht anschliessend die Spritze mit Blut auf.

Dieses Verfahren wird mit den weiteren Spritzen forgesetzt (Kanüle und Schlauch bleiben liegen, die Spritze wird am Luer-Ansatz gewechselt unter Vermeidung von Lufteinschlüssen).

Diese Vorgehensweise hat drei Vorteile:

- Die Flüssigkeitsmenge im Kreislauf wird nicht wesentlich verringert, so dass keine unangenehmen Schwächegefühle auftreten;
- das Blut wird im Kreislauf sogleich verdünnt und damit wird die Geldrollenbildung der Erythrozyten verringert (Folge: Sofortige Erhöhung der Sauerstoffbindungsfähigkeit des Blutes);
- die Blutentnahme wird nicht vorzeitig durch Gerinnung des Blutes im Entnahmeschlauch gestoppt, weil dieser nach jeder Entnahme von 20 ccm wieder mit der physiologischen Kochsalzlösung durchgespült wird.

Von dem entnommenen Blut wird jeweils ein Teil mit einem gerinnungshemmenden Mittel versehen und zur Feststellung des gegenwärtigen Hämatokrits und Gesamteiweißgehaltes ins Labor gegeben. Die Serie wird

Dr. Johann Georg Schnitzer „Die kausale Therapie der essentiellen Hypertonie“. Privately printed. All rights reserved.
© Copyright 1987-2001-2004-2010 by Dr. Johann G. Schnitzer, D-88045 Friedrichshafen, http://www.dr-schnitzer.de

abgebrochen, sobald sich das Hämatokrit im Bereich von 42 bis 40 % befindet und/oder der Blutdruck normal geworden ist, spätestens jedoch nach 10 Aderlässen. Dann sollte eine Pause von 12 Wochen eingelegt werden.

Nach jeweils 2-3 Monaten ist eine erneute Kontrolle des Blutdrucks und des Hämatokrits zu empfehlen, die gleich mit einem solchen kleinen Aderlass verbunden werden kann. Sind die Werte erneut erhöht (z.B. weil sich das Eiweiß aus dem noch großen Speicher im Unterhaut-Bindegewebe aufgefüllt hat), wird eine erneute Serie kleiner Aderlässe bis zur Normalisierung vorgenommen.

Schon mit der Senkung eines erhöhten Hämatokrit um 1 % erhöht sich die Sauerstoffbindungsfähigkeit des Blutes um 10 %!

Dadurch wird auch die vorherige Anforderung von Erythrozyten wegen Sauerstoffmangels verringert, und der beschriebene Teufelskreis wird durch die kleinen Aderlässe durchbrochen.

Da beim Bluthochdruckkranken nicht nur das Blut, sondern der gesamte Organismus Eiweißüberschüsse enthält, können nach jeder Blutentnahme die pathologischen Werte allmählich wieder ansteigen. Wichtig ist deshalb ausserdem, die Zufuhr von Eiweißüberschüssen über die Nahrung abzustellen und dem Organismus zu erlauben, seine eingelagerten Eiweißüberschüsse allmählich abzubauen.

Unverzüglich Ernährung richtigstellen

Dass die heutige Zivilisationsernährung falsch und krankheitserzeugend ist, hat sich allmählich herumgesprochen. Wer jedoch seine Ernährung umstellen, das heißt richtigstellen möchte, sieht sich einer Flut von teils sehr widersprüchlichen Empfehlungen gegenüber. Was ist richtig, und was wäre falsch?

In ihren ersten Anfängen entdeckte die Ernährungsforschung die Grundnährstoffe Eiweiß, Fett und Kohlenhydrate. Und vorschnell zogen jene Wissenschaftler daraus den Schluss, dass diese ausreichten, den Menschen satt zu machen und gesund zu erhalten.. Alles übrige, aus dem die Lebensmittel sonst noch bestehen, nannte man „Ballaststoffe". Man dachte allen Ernstes, der Mensch sei am besten ernährt, wenn man seine Nahrung von solchen „unnötigen Ballaststoffen" befreit und ihm konzentrierte und raffinierte Grundnährstoffe zuführt.

Dr. Johann Georg Schnitzer „Die kausale Therapie der essentiellen Hypertonie". Privately printed. All rights reserved.
© Copyright 1987-2001-2004-2010 by Dr. Johann G. Schnitzer, D-88045 Friedrichshafen, http://www.dr-schnitzer.de

Allmählich fand man jedoch immer mehr weitere Substanzen, die auch lebens- und gesundheitsnotwendig sind – Vitamine, Mineralstoffe, Spurenelemente, hochungesättigte Fettsäuren, Enzyme, Reduktone ... Noch heute sind diese Forschungen nicht abgeschlossen. Die praktischen Ernährungsempfehlungen solcher Ernährungswissenschaft beschränken sich jedoch immer nur auf das, was bereits erforscht ist. Logischerweise fehlen darin alle jene Substanzen, die zwar auch lebens- und gesundheitsnotwendig, zufällig aber noch nicht erforscht sind.

Die tatsächlichen Ernährungsgewohnheiten der Bevölkerung hinken selbst hinter diesen mangelhaften Empfehlungen weit hinterher – sie entsprechen dem Stand solcher Empfehlungen vor 60 und mehr Jahren.

Warum das so ist, hat der Physiker Max Planck begründet: „Irrlehren in der Wissenschaft brauchen mindestens 50 Jahre, bis sie abgelöst werden, weil nicht nur die betreffenden Professoren, sondern auch ihre Schüler vorher aussterben müssen“ – eine eher zu optimistische Aussage.

Was ist die für Menschen gesündeste Ernährung?

Um eine optimal gesunde Ernährung für den Menschen zu ermitteln, bin ich schon Anfang der 1960er Jahre von der Überlegung ausgegangen, dass der Mensch wie jede Tierart während seiner biologischen Evolution auf eine für ihn in dieser langen Zeit verfügbare, mit seiner körperlichen Ausstattung erreichbare, mit seinen Zähnen zerkleinerbare, mit den Verdauungsorganen verdaubare, in seinem Stoffwechsel verarbeitbare Urnahrung angepasst worden sein muss.

Diese Urnahrung konnte ich aus zahlreichen Forschungsberichten von Naturvölkern und mit Hilfe der vergleichenden Gebissanatomie (Richard Lehne) ermitteln: Der Mensch ist ein Frugivore, ein Fruchtesser. Samen, Wurzelknollen und zarte Blattschösslinge waren seine Urnahrung.

Das bedeutet mit den heutigen Acker- und Gartenbauprodukten eine Ernährung auf der Grundlage von Getreiden, Hülsenfrüchten, Nüssen, Wurzelgemüsesalaten, grünen Salaten und Obstfrüchten.

Nun könnte ja sein, dass der Mensch sich allmählich an Fleischnahrung und Zivilisationskost angepasst hat. Gegen diese von Ernährungswissenschaftlern „der herrschenden Schule“ bisher gerne vorgetragene These sprechen jedoch zwei Tatsachen:

Dr. Johann Georg Schnitzer „Die kausale Therapie der essentiellen Hypertonie“. Privately printed. All rights reserved.
© Copyright 1987-2001-2004-2010 by Dr. Johann G. Schnitzer, D-88045 Friedrichshafen, http://www.dr-schnitzer.de

- Die heutige Verbreitung chronischer ernährungsbedingter Zivilisationskrankheiten, welche den Hauptanteil aller Erkrankungs- und Sterbefälle ausmachen, ist der Beweis dafür, dass die erhoffte Anpassung misslungen ist;
- die Normalisierung der meisten entgleisten Stoffwechselabläufe beim Zivilisationsmenschen gleich welchen Alters, sobald er auf eine „zivilisierte Urnahrung“ umstellt, spricht dafür, dass in uns immer noch das alte, ursprüngliche genetische Nahrungs- und Stoffwechselprogramm wirksam ist.

Wie praktisch vorgehen?

01:09:58

Sprechen Sie mit Ihren Hypertoniepatienten bei der nächsten Konsultation über diese Zusammenhänge.

Empfehlen Sie ihnen, das für Patienten und Laien geschriebene Buch zu dieser Therapie zu lesen und ihre Ernährung entsprechend richtig zu stellen. Das Buch ist im Internet besprochen (dort befindet sich dann auch ein Link zur Bestellseite):

„Bluthochdruck heilen“
http://www.dr-schnitzer.de/bhd002.htm

Lesen Sie dieses Buch am besten auch selbst, damit Sie wissen, welches Wissen Ihre Patienten damit erwerben, und welches Vorgehen ihnen darin empfohlen wird. Von besonderem Interesse sind für Sie auch die zahlreichen Fallbeispiele des jeweiligen Heilungsverlaufs, die alle von mir erklärt und kommentiert sind.

Empfehlen Sie dann ihren Patienten weiter, die Blutwerte und vor allem das Hämatokrit festzustellen und eine erste Serie der beschriebenen kleinen Aderlässe einzuleiten, wenn nicht besondere Gründe dagegen sprechen (was selten der Fall ist). Die Selbstkontrolle der Patienten und Ihre Kontrolle der Therapieerfolge werden unterstützt durch den Fragebogen unserer Bluthochdruckstudie (am besten im Querformat ausdrucken):

http://www.dr-schnitzer.de/inquiry2.html

Sie werden zwar einige Ihrer bisherigen Dauerpatienten verlieren, weil diese unter der kausalen Behandlung gesund geworden sind. Das sollte Sie aber nicht beunruhigen. Denn diese werden Ihnen viele weitere Patienten schicken, die noch an Bluthochdruck und den Nebenwirkungen der üb-

Dr. Johann Georg Schnitzer „Die kausale Therapie der essentiellen Hypertonie“. Privately printed. All rights reserved.
© Copyright 1987-2001-2004-2010 by Dr. Johann G. Schnitzer, D-88045 Friedrichshafen, http://www.dr-schnitzer.de

lichen symptomatischen Behandlung leiden. Den wirtschaftlichen Nachteil werden also nicht Sie haben, sondern allenfalls jene Kollegen, welche diese Therapie nicht anwenden, so dass deren Patienten lieber zu Ihnen kommen, um sich ausheilen zu lassen.

Nachfolgend wird jene „zivilisierte Urnahrung" beschrieben, welche Ihnen bei der Ausheilung Ihrer Hypertonie-Patienten als Basistherapie dient. Diese finden Ihre Patienten in dem für sie geschriebenen Buch „Bluthochdruck heilen" ebenfalls.

Der Text richtet sich direkt an Sie selbst, als ob Sie selbst Hypertoniepatient wären und jetzt diese Ernährungsumstellung durchführen sollten.

Am besten tun Sie das ja auch – dann wissen Sie am besten, worüber Sie mit Ihren Patienten sprechen. Mit Ihrer eigenen optimalen Gesundheit können Sie auch Ihre Patienten am wirkungsvollsten von der Richtigkeit Ihrer Ratschläge überzeugen (= „Existentielle Bürgschaft").

Bevor Sie beginnen, tun Sie sich selbst den Gefallen und schreiben Sie alle Beschwerden auf, welche Sie bisher an sich selbst festgestellt haben. Sie werden diese Aufzeichnungen später brauchen, um festzustellen, was alles verschwunden ist und um wie vieles Sie sich besser fühlen werden.

Es war Dr. med. Hans Heinrich Reckeweg, der mich einmal darauf aufmerksam machte, dass wirklich biologisch ausgeheilte Krankheiten auch aus dem Gedächtnis der Patienten vollständig verschwinden können – während die nach der Homtoxinlehre retoxisch behandelten, nur symptomatisch unterdrückten Krankheiten („Imprägnationsphasen") sehr wohl auch im Gedächtnis haften bleiben.

Die gleichen Aufzeichnungen lassen Sie am besten auch Ihre Patienten machen, um damit Ihre Heilerfolge anonymisiert als Fallstudien und auch in statistischer Auswertung dokumentierten zu können.

Vorbereitende Maßnahmen zur Kostumstellung

Als erstes braucht es einen Gemüseladen, der über ein reichhaltiges Angebot an frischen Salaten, Gemüsen und Obst aus dem In- und Ausland verfügt, und der im nördlichen Winterhalbjahr auch aus den Ländern der südlichen Erdhalbkugel importiert (und umgekehrt, falls Sie dort wohnen sollten). Denn diese frischen Naturprodukte bilden mengenmäßig und in ihrer Vielfalt den Hauptanteil der Ernährung.

Dr. Johann Georg Schnitzer „Die kausale Therapie der essentiellen Hypertonie". Privately printed. All rights reserved.
© Copyright 1987-2001-2004-2010 by Dr. Johann G. Schnitzer, D-88045 Friedrichshafen, http://www.dr-schnitzer.de

Solches ist nicht nur zur Sicherung der Versorgung über das ganze Jahr hinweg wichtig, sondern auch deshalb, weil die neue Ernährung auch viel Freude und Genuss durch Abwechslungsreichtum bereiten soll. Hypertoniker sind häufig besonders ausgeprägte Feinschmecker und Genießer (und nicht selten gerade hierdurch, nur mit den falschen Genüssen, zu ihrer Krankheit gekommen). Deshalb soll eine Kost, mit der sie gesund werden möchten, auch ihren höheren Genussansprüchen – nur jetzt mit den richtigen natürlichen Genüssen – entgegenkommen.

Pestizidarmen Naturprodukten aus biologischem Anbau ist dabei der Vorzug zu geben. Sie schmecken besser und sind gesünder (selbst, und in ihren Wirkungen). Da sie aber bei weitem noch nicht in der gewünschten Vielfalt erhältlich sind, behilft man sich im übrigen mit den allgemeinen am Markt erhältlichen Produkten, die wenigstens stichprobenweise von den Behörden auf Einhaltung bestimmter Grenzwerte kontrolliert werden.

Hilfreich ist auch ein Kostfahrplan der Intensivkost (die völlig rohe, rein pflanzliche Form der „zivilisierten Urnahrung"), da diese nur bei genauer Einhaltung der zugrundeliegenden Prinzipien ihre besonderen Wirkungen entfaltet; ferner keimfähiger Weizen, Dinkel, Nackthafer und Roggen, und eine Steinmühle zum frischen Mahlen, damit die zum Teil licht- und sauerstoffempfindlichen, für Heilung und Gesundheit unentbehrlichen Vitalstoffe nicht durch Lagerung zwischen dem Mahlen und der Weiterverarbeitung verloren gehen und so die erwartete Wirkung ausbleibt; und schließlich grüne keimfähige Sojabohnen (= Mungobohnen) und andere Hülsenfrüchte wie Kichererbsen und Linsen zum Ankeimen, und praktischerweise dazu eine Keimvorrichtung, welche die Samen feucht hält, ohne sie in Wasser zu ertränken.

Am besten machen Sie sich anhand des Buches „Schnitzer-Intensivkost, Schnitzer-Normalkost" (Beispiele in Form eines 14-Tage-Kostplanes) ein Bild über die Zusammensetzung und praktische Zubereitung dieser Kost. Die Internet-Adresse der Buchbesprechung:

„Schnitzer-Intensivkost, Schnitzer-Normalkost"
http://www.dr-schnitzer.de/sin001.htm

Auch der nachfolgende Rezeptteil dieses Buches kann zunächst für den Start genügen. Besonders die ausführliche Darstellung der Getreidesuppendiät in diesem Buch zur sanften Überleitung bei chronisch entzündlichen Erkrankungen des Magen-Darmtraktes und der Bauchspeicheldrüse wird in solchen Fällen hilfreich sein.

Dr. Johann Georg Schnitzer „Die kausale Therapie der essentiellen Hypertonie". Privately printed. All rights reserved.
© Copyright 1987-2001-2004-2010 by Dr. Johann G. Schnitzer, D-88045 Friedrichshafen, http://www.dr-schnitzer.de

Alsbald, wenn der Therapieerfolg Fortschritte macht und das Bedürfnis nach raffinierteren Zubereitungen und Genüssen wächst, wird das Buch „Schnitzer-Intensivkost, Schnitzer-Normalkost“ fast unentbehrlich werden.

Der Tag des Starts

Am Vorabend dieses wichtigen Tages haben Sie erstmals frisch geschrotetes Getreide mit kaltem Wasser eingeweicht und Mungobohnen, Linsen oder Kichererbsen zum Keimen angesetzt. Und nun ist es so weit. Dieser Tag bedeutet die Tendenzwende in Ihrer Krankheitsgeschichte.

Bisher war es richtig erschienen – es war Ihnen ja eindringlich genug eingeprägt worden – sich mit dem Schicksal, Hypertoniker zu sein, auf Lebenszeit und ohne jede Aussicht auf Besserung abzufinden und dies als Schicksalsprüfung zur inneren Reifung zu nutzen. Das war unter der Annahme der Unheilbarkeit richtig gewesen. Denn eine wichtige Lebensregel, die schon der römische Philosoph Epiktet gelehrt hat, heißt: Man soll seine Kräfte nicht dort vergeuden, wo man doch nichts ändern kann, sondern soll sie dort einsetzen, wo Aussichten auf Änderungsmöglichkeiten bestehen.

Jetzt können Sie etwas ändern, und die frische Morgenluft wittern, welche die neuen therapeutischen Möglichkeiten mit sich bringen; die frischen und aromatischen Naturprodukte genießen, welche Ihnen die vitale Urkraft lebendiger Nahrung zuführen; sich satt essen an neu entdeckten Köstlichkeiten; und täglich an neuen Kleinigkeiten feststellen, wie Ihr Organismus an Regenerationskraft und neuer Vitalität gewinnt, wie die bisherige Tendenz zur Verschlimmerung der Krankheit umgeschlagen ist in eine kräftige Gesundungstendenz.

Das ist der wahrscheinlich größte Gewinn, den Ihnen die an diesem Tag eingeleitete Schicksalswende bringen wird: Dass die deprimierende Ungewissheit, wann die nächsten Verschlimmerungen und plötzlichen fatalen Ereignisse einer unaufhaltsamen Krankheit eintreten werden, abgelöst wird von der Gewissheit, dass der Krankheitsprozess gestoppt ist und die Regenerationsprozesse bis zum individuell biologisch möglichen Höchstmaß der Gesundung eingeleitet sind. Wenn dann auch vielleicht einige Narben des Schicksals zurückgeblieben sind – wer hat schon solche nicht. Bald hat Sie das Leben wieder ganz!

Dr. Johann Georg Schnitzer „Die kausale Therapie der essentiellen Hypertonie“. Privately printed. All rights reserved.
© Copyright 1987-2001-2004-2010 by Dr. Johann G. Schnitzer, D-88045 Friedrichshafen, http://www.dr-schnitzer.de

Wenn man sich bald so gut fühlt, dass man leichtsinnig wird

Lassen Sie sich von dem chinesischen Weisen Laotse raten, der da sagt: „Nur der Dumme muss alle Erfahrung selber machen."

Wenn schon nach wenigen Wochen eine ganz gewaltige Besserung eingetreten ist und man sich so gut fühlt wie seit Jahren nicht (eine Beobachtung, die Viele nach Kostumstellung auf Intensivkost an sich selbst gemacht und berichtet haben), dann ist die Versuchung groß, die Zubereitung nicht mehr so genau zu nehmen und da und dort in kleinere und größere Ernährungsfehler zurückzufallen.

Man soll sich jedoch nicht darüber hinwegtäuschen lassen, dass gerade in den ersten Wochen der rückeroberte Gesundheitsgewinn noch ein zartes Pflänzlein ist, das erst Wurzeln schlagen und erstarken muss, bis es ohne Schaden Unwetter erträgt und auch mal gerupft werden darf.

Gerade in den ersten Wochen und Monaten und vor allem dann, wenn bereits schwere Befunde und Komplikationen vorgelegen hatten, können schon geringe Fehler wie eine Bombe einschlagen. So dürfen bei Durchblutungsstörungen, Gangrän und Sehstörungen nicht einmal geringe Beigaben an Milch verwendet werden. Auch bei schon normalisierten Blutdruckwerten und völligem Absetzen blutdrucksteuernder Medikamente kann anfänglich ein einziger Hasenschlegel (tierisches Eiweiß), wie in einem konkreten Fall geschehen, dazu führen, dass noch einmal über Wochen hinweg Medikamente eingesetzt werden müssen. Ersparen Sie sich solche Erfahrungen. Andere haben diese schon für Sie gemacht.

Im Laufe der Zeit wird sich Ihre rückeroberte Gesundheit dann immer mehr stabilisieren, und gelegentliche selbst große Fehler können dann den früheren Bluthochdruck nicht mehr zurückbringen. Das wäre dann nur noch möglich, wenn Sie sich dazu verleiten ließen, kleine, aber prinzipielle Fehler täglich und regelmäßig zu machen. Denn hier gilt, selbst für die robusteste Gesundheit: „Steter Tropfen höhlt den Stein!"

„Macht's nach – aber macht's genau nach!"

Mit diesen Worten gab Dr. Samuel Hahnemann, der bei pharmakologischen Experimenten am Menschen die Homöopathie entdeckt hatte, seine Erfahrungen an seine Schüler (Ärzte) weiter. Mit den selben Worten

Dr. Johann Georg Schnitzer „Die kausale Therapie der essentiellen Hypertonie". Privately printed. All rights reserved.
© Copyright 1987-2001-2004-2010 by Dr. Johann G. Schnitzer, D-88045 Friedrichshafen, http://www.dr-schnitzer.de

möchte ich Ihnen das in diesem Buch niedergelegte Wissen weiterreichen. Ihr persönlicher Erfolg mit diesem Wissen hängt tatsächlich von seiner genauen Anwendung ab. Die im Grunde so einfachen, in jeder Küche leicht herzustellenden Zubereitungen müssen mit der Gewissenhaftigkeit und Genauigkeit des Apothekers hergestellt werden, der in seinem Laboratorium ein Arzneimittel zubereitet. Nur dann darf erwartet werden, dass die erhofften Wirkungen auch eintreten.

Dieser Rat gilt insbesondere für die Einhaltung der prinzipiellen Zusammensetzung jeder Mahlzeit, so dass nichts weggelassen und auch nichts hinzugefügt wird, und für die Mengenverhältnisse der einzelnen Bestandteile zueinander. Wenn hingegen je nach Jahreszeit der eine Blattsalat durch einen anderen Blattsalat, das eine Knollengemüse durch ein anderes Knollengemüse ersetzt wird, so ist dies ohne jeden Nachteil für den Erfolg. Auch über die Gesamtmenge an aufzunehmender Nahrung, und in gewissem Umfang über das Mengenverhältnis der einzelnen Anteile zueinander, kann der Appetit bestimmen, der bei natürlicher, lebendiger Nahrung erstaunlich präzise „weiß", was der Organismus im konkreten Augenblick an Inhaltsstoffen besonders reichlich braucht.

Küchengeräte, die Sie brauchen: 01:22:00

Eine Getreidemühle mit Mahlsteinen. Getreide sind nur als ganzes, keimfähiges Korn lagerfähig (eine „lebende Konserve"). Gemahlene Vollkornschrote und -mehle beginnen sofort mit dem Luftsauerstoff zu oxidieren, ähnlich schnell wie ein Apfel nach dem Reiben braun wird. Dabei verliert es in wenigen Stunden schon einen wesentlichen Teil seiner gesundheitlichen Werte. Man soll deshalb Getreide erst unmittelbar vor der weiteren Verarbeitung frisch mahlen und das Mahlgut dann sofort zu Müslis, Gewürzgetreideschroten, Gerichten oder Gebäcken weiterverarbeiten. Um selbst mahlen zu können, brauchen Sie eine Getreidemühle. Diese kann handbetrieben oder elektrisch sein. Auf jeden Fall sollte sie Mahlsteine haben, am besten solche aus Naxos-Basalt, gebunden in Magnesit.

Eine feine Edelstahlraffel. Der Apfel fürs Frischkornmüsli und die Wurzelgemüse für die Salate sollen fein gerieben werden. Die Raffel soll aus nichtrostendem Stahl sein, damit die Vitamine nicht geschädigt werden. Raffeln aus galvanisch veredeltem normalem Stahl eignen sich nicht.

Küchenmesser aus Edelstahl. Dasselbe gilt für alle Messer, die zum Zerschneiden von Gemüsen und frischem Obst dienen.

Dr. Johann Georg Schnitzer „Die kausale Therapie der essentiellen Hypertonie". Privately printed. All rights reserved.
© Copyright 1987-2001-2004-2010 by Dr. Johann G. Schnitzer, D-88045 Friedrichshafen, http://www.dr-schnitzer.de

„Zwiebelhacker“ zum Zerkleinern der Nüsse. Die Nüsse für die Müsli-Zubereitungen lassen sich mit diesem am schnellsten auf einem Holzbrett zerkleinern. Man kann sie aber auch am Vorabend in kaltem Wasser einweichen. Dann brauchen sie nicht vorzerkleinert werden.

Keimgerät zum Ankeimen von Samen. Es geht zwar auch schon in einer abgedeckten Glasschale oder Schüssel; aber praktischer ist doch eines der verschiedenen Keimgeräte, die aus übereinander gestapelten Schalen mit syphonartigen Abläufen bestehen, so dass man die Samen dreimal täglich befeuchten kann (wichtig: gut sauber halten).

Küchenwaage. Mit dieser sollen auch kleine Mengen gewogen werden können (für Gewürze und Salz ist auch eine Briefwaage hilfreich).

Was vorrätig sein soll:

Keimfähige Getreide aus naturgemäßem Anbau. Da man diese täglich braucht, kann man sich einen kleinen Vorrat von jeweils 1-5 kg zulegen, je nach Haushaltgröße. Er sollte an einem trockenen, kühlen Ort in Leinensäckchen gelagert und von Zeit zu Zeit bewegt werden. Am sichersten verhindert man die Entwicklung von Getreideschädlingen (denen giftfrei angebaute Getreide auch besser schmecken als chemiebelastete), wenn man die Säckchen noch in einer Schüssel in den Kühlschrank (*nicht* Tiefkühlschrank) legt. Dort ist es zu kalt für deren Liebesleben und Entwicklung. Sorten: Weizen, Roggen, Dinkel, Nackthafer, Nacktgerste.

Verschiedene Nuß- und Samensorten. Mandeln, Haselnüsse, Walnüsse, Cashewkerne, Pinienkerne, Sonnenblumenkerne, Leinsamen.

Leguminosen zum Ankeimen. Verschiedene Linsensorten, Kichererbsen, grüne Erbsen, grüne Mungobohnen.

Samen zum Ankeimen. Alfalfa, Kresse, Senf, Rettich.

Verschiedene tiefgefrorene Beerensorten. Erdbeeren, Himbeeren, Brombeeren, Heidelbeeren, weitere Beerensorten. Wenn frische erhältlich sind, so sind diese vorzuziehen.

Verschiedene Gewürze. Cardamom, Vanille, Zimt für die Müsli-Zubereitungen; Pfeffer, Muskat, Curry, Paprika, Ingwer, Koriander und Kreuzkümmel für die Salat-Zubereitungen und Getreidesuppen.

Vollmeersalz. Man achte darauf, dass es sich wirklich um solches handelt.

Dr. Johann Georg Schnitzer „Die kausale Therapie der essentiellen Hypertonie“. Privately printed. All rights reserved.
© Copyright 1987-2001-2004-2010 by Dr. Johann G. Schnitzer, D-88045 Friedrichshafen, http://www.dr-schnitzer.de

Leinsamenöl und Distelöl. Beide haben einen hohen Anteil gesundheitlich wichtiger hochungesättigter Fettsäuren; durch gemischte Verwendung (halb/halb) ergibt sich ein ausgewogenes Verhältnis der wichtigen Omega-3- und Omega-6-Fettsäuren. Auch Walnußöl und Sonnenblumenöl können gelegentlich verwendet werden, jedoch z. B. kein Olivenöl!

Essig. Verschiedene Sorten: Weinessig, Obstessig, Apfelessig.

Zitronen. Diese sollen unbehandelt sein.

Äpfel. Sie sollen nicht zu sauer sein, jedoch sehr aromatisch schmecken.

Verschiedene Wurzelgemüse. Für die Salate werden gebraucht: Möhren, verschiedene Rettichsorten, Radieschen, rote Beete, Sellerie und weitere Knollenfrüchte, die saisonal angeboten werden.

Frisch einzukaufen:

Blattsalate und frische Kräuter. Da diese rasch welken und dabei einen Vitaminverlust erleiden, soll man sie nach Möglichkeit täglich frisch einkaufen. Dabei soll man auch darauf achten, dass der Weg beim Handel vom Feld bis ins Ladenregal nicht zu lange war. Verwendet werden können zum Beispiel Kopfsalat, Endiviensalat, Chicoree, Chinakohl, Eissalat, Dill, Feldsalat (Acker-, Rapunzelsalat), Gartenkresse, Löwenzahnblätter, Brunnenkresse, Spinat, Weißkohl, Rotkohl, Wirsingkohl, Schnittlauch, Petersilie, Estragon, Liebstöckel, Melisse und zahlreiche weitere, soweit – auch von der Saison abhängig – erhältlich.

Obstsorten. Verschiedene Obstsorten der Jahreszeit: Orangen, Mandarinen, Clementinen, Mango, Ananas, Trauben, Zwetschgen, Kirschen, Himbeeren, Erdbeeren, Johannisbeeren, Stachelbeeren, Heidelbeeren, Preiselbeeren, Brombeeren, Birnen, Aprikosen, Pfirsiche, Melonen usw.

Tomaten und Gurken.

Spargeln. Diese zählen zu den „zarten Pflanzenschösslingen", welche nach den Forschungen von Dr. Richard Lehne zur menschlichen Urnahrung gehören. Roh genossen, so oder im Salat, sind sie ein den Meisten bisher unbekannter Genuss. (Abgesehen vom Wohlgeschmack: Der Vitalitätsunterschied zwischen roh und gekocht wird schon deutlich, wenn man beide nebeneinander hält). Man nutze deshalb die Spargel-Saison.

Dr. Johann Georg Schnitzer „Die kausale Therapie der essentiellen Hypertonie". Privately printed. All rights reserved.
© Copyright 1987-2001-2004-2010 by Dr. Johann G. Schnitzer, D-88045 Friedrichshafen, http://www.dr-schnitzer.de

Worauf beim Zubereiten besonders zu achten ist

Getreidesuppendiät. Die angegebene Salzmenge soll möglichst genau eingehalten werden. Das Aufkochen soll nur kurz erfolgen. Danach ist wichtig, dass die Suppe auf höchstens 50 ° C abgekühlt wird, *bevor* die weiteren Zutaten wie z.B. frischgepresster Zitronensaft und gegebenenfalls unerhitztes frisches Getreideschrot, geriebene oder geschnittene Salate und angekeimte Samen beigefügt werden, so dass die Endtemperatur maximal 40 ° C beträgt. Denn diese sollen nicht durch Hitze denaturiert, sondern mit dem vollen Wert der lebendigen Nahrung zugeführt werden.

Müsli-Zubereitungen. Nach neueren Erkenntnissen ist kurzes Einweichen des geschroteten Getreides von ca. 5-10 Minuten in lauwarmem Wasser am besten. Selbst unter Wasser kann im Verlauf einiger Stunden Oxidation gemessen werden. Man setzt also am besten morgens das Müsli frisch an und macht es sofort tischfertig. Dabei soll immer darauf geachtet werden, dass auch der hineingeriebene Apfel so schnell wie möglich untergemischt wird, damit er nicht braun werden kann. Die aromatische Würzung erfolgt nach Belieben mit einer Messerspitze Cardamom oder einem Stückchen Vanillestange, das man mit einigen Weizenkörnern zusammen in einer Schlagmesser-Kaffeemühle pulverisiert.

Salat-Zubereitungen. Mischen Sie immer zuerst die Salatsauce an, damit hineingeriebene Wurzelgemüse sogleich damit benetzt werden und nicht oxidieren können.

Das Ankeimen von Samen. Es dauert bei Zimmertemperatur nur ca. 24 Stunden. Der richtige Keimzustand mit dem höchsten Gesundheitswert ist erreicht, wenn die Keime 4-5 mm lang sind. Was nicht gleich für Salat verbraucht wird, kann dann in einer abgedeckten Schale (um Austrocknen zu verhindern) feucht in den Kühlschrank gestellt werden. Wenn man davon nimmt, spült man alles zunächst frisch mit kaltem Wasser durch und stellt den Rest wieder abgedeckt hinein. So halten sich angekeimte Samen über 4-5 Tage frisch. Dann sollte man wieder frisch ankeimen.

Die Handhabung der nachfolgenden Rezepte

01:29:55

Jeder Mensch hat einen anderen Tagesbedarf an Nahrung. Dieser variiert je nach Körpergröße, Grundumsatz und Leistungsanforderungen. Die den Rezepten zugrundegelegten Kalorienmengen können nur Richtgrößen

Dr. Johann Georg Schnitzer „Die kausale Therapie der essentiellen Hypertonie". Privately printed. All rights reserved.
© Copyright 1987-2001-2004-2010 by Dr. Johann G. Schnitzer, D-88045 Friedrichshafen, http://www.dr-schnitzer.de

sein. Sollten die angegebenen Mengen zu reichlich sein, so braucht man diese nicht aufzuessen. Umgekehrt kann auch mehr davon verzehrt werden. Allein der Appetit soll die aufzunehmende Gesamtmenge bestimmen.

Man soll jedoch darauf **achten, dass der lebendige Frischkostanteil – auch bei Schnitzer-Normalkost – immer überwiegt** und die hitzebehandelten Nahrungsmittel stets die mengenmäßig kleineren Beilagen bleiben. Eine Ausnahme bildet die Getreidesuppendiät als Übergang.

Immer soll **genügend Wasser** als Quell- oder Leitungswasser (auch Tafelwasser, aber kein Mineralwasser) oder Tee angeboten werden.

Wenn bestimmte angegebene Blattsalate, Wurzelgemüse oder Obstsorten aufgrund der Jahreszeit **gerade nicht erhältlich sind, so können diese durch andere zur selben Gruppe gehörende Sorten ersetzt werden**: Ein Blattsalat durch einen anderen Blattsalat, ein Wurzelgemüse durch ein anderes Wurzelgemüse, eine Obstsorte durch eine andere Obstsorte. Das gilt auch für Getreide, Samen und Gewürze.

Bei den **gekeimten Samen** sind täglich andere Sorten zu nehmen, um die Menüs abwechslungsreich zu gestalten. Wer sich die Sache aus Zeitmangel vereinfachen will, kann auch alle Sorten zusammen ankeimen und täglich eine Mischung aller Samen verwenden.

Getreidesuppendiät zur Einleitung

Diese Getreidesuppendiät kann als Einleitung und Übergang zu einer natürlichen gesunden Ernährung eingesetzt werden. Sie ist besonders dann zweckmäßig, wenn durch chronische Veränderungen des Magen-Darm-Traktes Unverträglichkeitserscheinungen auftreten.

In jedem Fall, auch wenn keine solche Unverträglichkeit besteht, kann eine zu Beginn eingesetzte Getreidesuppendiät die Normalisierung der entgleisten Stoffwechselabläufe und die Ausleitung eingelagerter Eiweißüberschüsse beschleunigen.

Auch zwischendurch, 3-4 mal jährlich, können ein Tag bis eine Woche Getreidesuppendiät sich sehr wohltuend auswirken.

Bei vielen Zivilisationsmenschen ist der Magen-Darm-Trakt durch langjährige falsche Ernährung verändert. Zum Teil bestehen auch chronische Entzündungen der Magen- und Darmwände und zum Verdauungstrakt gehörender Organe wie der Bauchspeicheldrüse. In dem zum Verdauungs-

Dr. Johann Georg Schnitzer „Die kausale Therapie der essentiellen Hypertonie". Privately printed. All rights reserved.
© Copyright 1987-2001-2004-2010 by Dr. Johann G. Schnitzer, D-88045 Friedrichshafen, http://www.dr-schnitzer.de

trakt gehörenden zentralen Lymphsystem können Lymphstauungen vorhanden sein. Dass solche Zustände bestehen, ist sehr wahrscheinlich, wenn des öfteren Bauchweh auftritt und der Bauch beim Abtasten druckempfindlich ist.

Diese Veränderungen können bewirken, dass die betreffende Person zunächst die gesunde natürliche Ernährung nicht richtig verarbeiten kann. „Ich spüre zwar, dass mir diese Ernährung gut tut, aber ich vertrage sie nicht" ist eine dafür typische Äußerung. Mit „nicht vertragen" werden dabei das Rumoren im Bauchraum, Bauchkneipen und starke Blähungen umschrieben.

Außerdem hat sich herausgestellt (es ist das Verdienst von Dr. med. M.O. Bruker, dies entdeckt zu haben), dass der Empfindliche – nämlich eine Person mit den oben beschriebenen Magen-Darm-Problemen – das Durcheinanderessen von „richtig" und „falsch" im beschriebenen Sinne „nicht verträgt". Dabei kann es bei sonst natürlicher Ernährung schon genügen, am Sonntagnachmittag ein Stück Kuchen zu essen aus Weißmehl, gesüßt mit dem üblichen Zucker oder anderen Zuckersorten um solche „Unverträglichkeit" bis zum nächsten Mittwoch zu erzeugen. Als die am meisten zur Unverträglichkeit gesunder Nahrung bei „Empfindlichen" führenden Nahrungsmittel nennt Bruker: Auszugsmehle, Industriezucker, Säfte (auch frischgepresste rohe) und gekochtes Obst.

Wenn die Ernährung hingegen vollständig denaturiert ist, verträgt sie der „Empfindliche" wieder. Deshalb wird Magen-Darm-Kranken oft in Unkenntnis dieser Zusammenhänge eine Diät verordnet, die nur Weißbrot, nur Gekochtes und Säfte enthalten darf, „weil er Anderes nicht verträgt". Natürlich wird diese Person damit immer kränker, denn die Grundlagen der Gesundheit fehlen dabei vollständig.

Diese Problematik kann bei jedem „Empfindlichen" immer dann auftreten, wenn er versucht, von seiner bisherigen falschen Ernährung auf die artgerechte natürliche Ernährung umzustellen. Es geht dann praktisch darum, diesen Zeitraum von 3-4 Tagen zu überbrücken, in dem der „Empfindliche" die gesunde Kost zwar schon essen möchte, sie aber noch nicht „verträgt", weil er noch unter den Nachwirkungen der von ihm vorher gegessenen ungesunden Kost leidet. Eine „allmähliche" Umstellung geht auch nicht, weil gerade die Vermischung von „falsch" mit „richtig" die Ursache der Probleme ist.

Dr. Johann Georg Schnitzer „Die kausale Therapie der essentiellen Hypertonie". Privately printed. All rights reserved.
© Copyright 1987-2001-2004-2010 by Dr. Johann G. Schnitzer, D-88045 Friedrichshafen, http://www.dr-schnitzer.de

Als eine Übergangsdiät, die solche Erscheinungen rasch normalisieren kann und nicht selten nebenbei auch chronische Magengeschwüre zur Abheilung gebracht hat, habe ich seinerzeit auf Anregung von Dr. Helmut Weiss diese „Getreidesuppendiät“ entwickelt.

Eine Getreidesuppe besteht aus ca. 150 bis 200 g frischgemahlenem Getreide einer beliebigen Sorte (Weizen, Dinkel, Nacktgerste, Nackthafer, Roggen und weitere keimfähige Getreide) auf 1 Liter Wasser, ganz kurz aufgekocht (ca. ½ Minute), dann auf Esstemperatur abgekühlt und mit Gewürzen und Vollmeersalz gewürzt. Gewürze wie Muskat, Sellerie, andere Kräuter und teils etwas Pfeffer helfen, dass schon eine geringere Menge Vollmeersalz ausreicht, der Suppe einen herzhaften Wohlgeschmack zu verleihen. Das ist besonders für (noch) Bluthochdruckkranke günstig.

Hieran isst man sich dreimal täglich satt (die Menge bestimmt allein der Appetit). Dazu wird nur Wasser oder eine beliebige Teesorte getrunken. Günstig sind Tees, die gleichzeitig heilend auf die Eingeweide wirken, wie zum Beispiel Fencheltee.

Unstimmigkeiten im Magen-Darm-Bereich sind oft von einer ungenügenden Produktion an Verdauunssäften und -enzymen begleitet. Die Verdauung entgleitet dann der Steuerung durch den Organismus, und eine unkontrollierte Vermehrung ungünstiger Gärungsbakterien im Darm kann die Folge sein. Die Verdauungssaft- und enzymproduktion wird besonders gut durch natürliche Bitterstoffe angeregt, wie sie im Wermut-Tee enthalten sind. Man sollte diesen – wie andere Kräutertees auch – dünn zubereiten, damit er seine gute Wirkung entfalten kann. Ein Teebeutel auf 1 l Wasser genügt. Davon kann man vor und nach der Mahlzeit ein wenig trinken (er kann auch kalt sein), und noch einmal 2 Stunden nach der Mahlzeit, um die Nachverdauung zu unterstützen.

Diese Getreidesuppendiät kann 3 Tage bis 3 Wochen lang durchgeführt werden. Die Dauer hängt davon ab, wie umfangreich die Veränderungen im Magen-Darm-Trakt sind, die man damit normalisieren will. Im ersten Drittel dieser Zeit wird man die Suppe gänzlich kurz aufkochen.

Im zweiten Drittel des Zeitraums nimmt man die Suppe mit einem hälftig erst nach dem Kochen und Abkühlen zugefügten Anteil an unerhitztem Getreideschrot; und im dritten Drittel fügt man hineingeschnittene und -geriebene Salate und angekeimte Samen hinzu.

So schaffen auch die „Empfindlichen“ einen guten Übergang von ihrer bisherigen krankmachenden Zivilisationskost zu einer natürlichen Ernäh-

Dr. Johann Georg Schnitzer „Die kausale Therapie der essentiellen Hypertonie“. Privately printed. All rights reserved.
© Copyright 1987-2001-2004-2010 by Dr. Johann G. Schnitzer, D-88045 Friedrichshafen, http://www.dr-schnitzer.de

rung, die von da an ihre solideste und wichtigste Grundlage einer natürlichen, zuverlässigen und robusten Gesundheit sein wird.

Getreidesuppe, gänzlich kurz aufgekocht

(315 kcal bei 80 g Getreide)

	Diese Suppe wird in dieser Zubereitungsart in den ersten Tagen morgens, mittags und abends gegessen.
1 l Wasser	wird zur Hälfte in einen Kochtopf gegeben und bis nahe an die Kochtemperatur erhitzt. Während dessen werden
80 g Getreide (es können auch mehr, 150-200 g sein)	frisch auf einer Steinmühle gemahlen und mit der anderen Hälfte des Wassers angerührt. Sobald das Wasser im Kochtopf nahezu kocht, kann das angerührte Getreideschrot mit einem Schneebesen hineingerührt werden. Unter ständigem Umrühren, wobei man den ganzen Topfboden bestreicht, damit nichts anbrennt, wird die Suppe zum Kochen gebracht. Schon nach etwa 1/2 Minute Kochen nimmt man sie vom Herd und lässt sie so weit abkühlen, dass sie gegessen werden kann. Das Abkühlen kann mit
2-4 Eiswürfeln	beschleunigt werden. Dann würzt man mit
2 Telöffel (à 5 g) Zitronensaft, je 1 Prise Pfeffer, Muskat, Salz und Petersilie	und serviert die Suppe sogleich warm.

Getränke dazu: (insgesamt 138 kcal)

	Morgens trinkt man vorher
2-3 Tassen Melissentee,	der mit heißem Wasser aufgebrüht wurde.
	Mittags können vorher
1-2 Glas Wasser	getrunken werden.

Dr. Johann Georg Schnitzer „Die kausale Therapie der essentiellen Hypertonie“. Privately printed. All rights reserved.
© Copyright 1987-2001-2004-2010 by Dr. Johann G. Schnitzer, D-88045 Friedrichshafen, http://www.dr-schnitzer.de

	Abends bereitet man 0,5 l Zitronenwasser, das man entweder 10 Minuten vor der Getreidesuppe oder 1 Stunde danach trinkt (die Verdauungssäfte sollen nicht während des Essens verdünnt werden):
1 Zitrone	wird frisch ausgepresst. Der Saft wird in einen Glaskrug gegeben und dort mit
1 Teelöffel Honig	(= ca. 10 g) gründlich verrührt. Mit
0,5 l Wasser	wird aufgefüllt und gründlich gemischt.

Getreidesuppe mit unerhitztem Anteil

(346 kcal bei 90 g Getreide)

	Diese Zubereitungsart wird in der zweiten Phase der Getreidesuppendiät morgens, mittags und abends gegessen:
1 l Wasser, ca. 40 ° C warm	wird zur Hälfte in einen Kochtopf gegeben und bis nahe an die Kochtemperatur erhitzt. Währenddessen werden
90 g Getreide	(es können auch mehr, 150 bis 200 g sein) frisch auf einer Steinmühle mittelgrob gemahlen und mit der anderen Hälfte des handwarmen Wassers verrührt. Sobald das Wasser im Kochtopf nahezu kocht, können die Hälfte des angerührten Getreideschrotes und der größte Teil des Einweichwassers mit einem Schneebesen hineingerührt werden. Unter ständigem Umrühren, damit nichts anbrennt, wird die Suppe zum Kochen gebracht. Schon nach 1/2 Minute Kochen nimmt man sie vom Herd und lässt sie auf ca. 50 ° C abkühlen. Dann wird mit
2 Telöffel (à5 g) Zitronensaft, je 1 Prise Pfeffer, Muskat, Salz und Petersilie	gewürzt. Jetzt erst darf auch die andere

Dr. Johann Georg Schnitzer „Die kausale Therapie der essentiellen Hypertonie“. Privately printed. All rights reserved.
© Copyright 1987-2001-2004-2010 by Dr. Johann G. Schnitzer, D-88045 Friedrichshafen, http://www.dr-schnitzer.de

Hälfte des eingeweichten Getreideschrotes hineingegeben werden; bei höheren Temperaturen würden seine Enzyme hitzegeschädigt werden. Die Suppe soll sogleich warm gegessen werden.

Getreidesuppe mit rohem Getreideanteil, grünem Salat und Möhren (365 kcal bei 90 g Getreide)

Solche Zubereitungen können in der dritten Phase der Getreidesuppendiät morgens, mittags und abends genommen werden und erlauben einen sanften Übergang zur gesunden lebendigen Kost. Die Zubereitung erfolgt zunächst genau nach dem vorangegangenen Rezept. Zum Schluss werden

30 g Kopfsalat — kleingeschnitten und

30 g Möhren, — fein gerieben, in die fertige warme, nicht heiße Suppe gegeben und diese serviert.

Getreidesuppe mit rohem Getreideanteil, Chicoree, Möhren und angekeimten Samen

(373 kcal bei 90 g Getreide)

Solche Zubereitungen können in der letzten Phase der Getreidesuppendiät morgens, mittags und abends genommen werden und bestehen bereits zum überwiegenden Anteil aus gesunder lebendiger Kost. Die Zubereitung erfolgt zunächst im Prinzip nach den vorangegangenen beiden Rezepten. Zum Schluss werden

50 g Chicoree — kleingeschnitten und

50 g Möhren — fein gerieben und zusammen mit

30 g angekeimten Samen — in die fertige warme, nicht heiße Suppe gegeben. Dann wird diese serviert.

Dr. Johann Georg Schnitzer „Die kausale Therapie der essentiellen Hypertonie". Privately printed. All rights reserved.
© Copyright 1987-2001-2004-2010 by Dr. Johann G. Schnitzer, D-88045 Friedrichshafen, http://www.dr-schnitzer.de

Weitere Getreidesuppen mit rohem Getreideanteil, frischen Vegetabilien und angekeimten Samen

Solche Getreidesuppen können in beliebigen Variationen zubereitet werden. Dabei dient der gekochte Anteil nur noch als „Vehikel“, um den größeren lebendigen Nahrungsanteil auf angenehme Weise zu genießen.

Solches kann auch später immer wieder einmal als Abwechslung dazwischengeschoben werden – ein gesunder „Eintopf“.

Diese Zubereitungen eignen sich auch gut, wenn es darum geht, eine große Zahl von Menschen auf einfache Weise mit höchst gesunder, schmackhafter, sättigender Nahrung zu verköstigen.

Die ganze Mahlzeit kann in einem großen Behältnis zubereitet werden, und auch zum Verzehr genügen einfach ein Teller oder eine kleine Schüssel und ein Löffel.

Frischkornmüsli-Variationen zum Frühstück

Diese Frischkornmüsli-Variationen bilden den Hauptanteil des Frühstücks, bei Schnitzer-Intensivkost das Frühstück an sich. Als Getränke, die zur ausreichenden Wasserzufuhr genommen werden sollen, sind alle Sorten Kräutertees und – was am besten ist – gutes Quellwasser (Tafelwässer, jedoch keine Mineralwässer) geeignet.

Als Beilagen, welche die Schnitzer-Intensivkost zur Schnitzer-Normalkost erweitern, können Vollkornbrote und Vollkorngebäck mit etwas Butter oder einem pflanzlichen Brotaufstrich serviert werden. (Von dem oft üblichen Honig ist schon wegen der Zahnkariesgefahr abzuraten).

Grundmischung des Frischkornmüslis

60 g Getreide, z.B. Weizen, Nackthafer oder Dinkel	aus naturgemäßem Anbau und keimfähig, werden auf einer Steinmühle mittelgrob geschrotet und in
110 g Wasser (lauwarm)	eingestreut. Sodann werden
1 Telöffel Zitronensaft	darübergegeben und aromatische
100 g Apfel	frisch hineingerieben. Der Apfel muss so-

Dr. Johann Georg Schnitzer „Die kausale Therapie der essentiellen Hypertonie“. Privately printed. All rights reserved.
© Copyright 1987-2001-2004-2010 by Dr. Johann G. Schnitzer, D-88045 Friedrichshafen, http://www.dr-schnitzer.de

	fort gründlich untergemischt werden, damit er nicht braun wird. Eine gute Durchmischung ist auch für den Wohlgeschmack des ganzen Müslis sehr wichtig. Sodann werden, wann immer erhältlich, frische
70 g Ananas	ebenfalls hineingerieben und vermischt,
30 g Banane	zerdrückt hineingegeben, und
etwas Cardamom	eingestreut
oder Vanille	frisch mit ein paar Weizenkörnern in einer Schlagmesserkaffeemühle pulverisiert und untergemischt; sie verleihen dieser Grundmischung einen köstlichen Duft und Wohlgeschmack.
	Diese ist jetzt bereit für die weitere Zubereitung in beliebigen Variationen.

Weitere Zubereitung des Frischkornmüslis in Variationen

Diese Müsli-Grundmischung kann jetzt in den verschiedensten Variationen fertiggestellt werden. Hierzu dienen alle verfügbaren Früchte der jeweiligen Saison, und alle erhältlichen Sorten Nüsse. Auch Sonnenblumenkerne können verwendet werden.

Die Früchte wird man, wenn sie klein sind, ganz verwenden. Man rechnet etwa **50 g Früchte pro Portion des Müslis**. Größere Früchte schneidet man in kleine Stücke. Einige Anregungen mag die folgende (unvollständige) Aufzählung geben: Erdbeeren, Himbeeren, Brombeeren, Heidelbeeren, Stachelbeeren, Johannisbeeren, Preiselbeeren, Trauben, Mandarinen, Clementinen, Orangen, Pfirsiche, Birnen, Mirabellen, Pflaumen, Zwetschgen, Reineclauden, Honig- und Wassermelonen, Mangofrüchte und weitere.

Nüsse und Sonnenblumenkerne kann man mit dem „Zwiebelschneider" kleinhacken und untermischen oder darüberstreuen; besonders frisch schmecken sie, wenn man sie am Vorabend in etwas kaltem oder lauwarmem Wasser eingeweicht hat. Dann braucht man sie auch nicht zu zerkleinern, sondern verwendet sie ganz (vorher kalt abspülen). Man nimmt ungefähr **30 g Nüsse und Sonnenblumenkerne pro Portion des Müslis**.

Dr. Johann Georg Schnitzer „Die kausale Therapie der essentiellen Hypertonie". Privately printed. All rights reserved.
© Copyright 1987-2001-2004-2010 by Dr. Johann G. Schnitzer, D-88045 Friedrichshafen, http://www.dr-schnitzer.de

Am attraktivsten serviert sich das Frischkornmüsli, wenn zunächst die Grundmischung in eine kleine Schale gegeben und dann die Früchte und die zuvor eingeweichten Nüsse und Sonnenblumenkerne darübergestreut werden. Die frischen Farben der Früchte und Nüsse erfreuen das Auge und machen Appetit, was die Produktion der Verdauungsenzyme fördert.

Manchmal kann man der Grundmischung noch 20 g Leinsamen beimischen, den man erst unmittelbar vor der Fertigstellung der Grundmischung in einer Schlagmesserkaffeemühle zerkleinert und sofort untermischt (da besonders oxidationsempfindlich). Der Leinsamen hat eine wohltuende Wirkung auf die Verdauung; seine Inhaltsstoffe tragen außerdem zu einem guten Sauerstofftransport im Organismus bei.

1 Esslöffel Blütenpollen täglich, vor dem Frischkornmüsli mit einem Schluck Wasser genommen oder über das Müsli gestreut, führt dem Organismus hochreaktionsfähige, hochwertige Regenerationssubstanzen zu.

Die Mittags- und Abendmahlzeiten

Schnitzer-Intensivkost

Sowohl mittags als auch abends sind die Salate ein Hauptbestandteil der gesunden Ernährung. Sie sollen jeweils sowohl Blattsalate wie Gemüsesalate enthalten und mit angekeimten Samen, vor allem Leguminosen wie Kichererbsen und Linsen, komplettiert sein. Man gestalte sie möglichst abwechslungsreich.

Diese „Dreierkombination“ aus Blatt, Wurzelfrucht und angekeimten Samen enthält bereits alles Lebens- und Gesundheitsnotwendige für die Ernährung; alles Weitere dient als zusätzlicher Genuß und Abwechslung.

Eine Zwischenstellung nehmen die Gemüsefrüchte (z.B. Tomaten, Gurken, Paprikaschoten) und Obstfrüchte ein. Sie stellen weder Energiespeicher (wie z.B. Knollen oder der Stärkekern von Samen), noch Lebenstransformatoren mit biochemischen Werkzeugen (wie das grüne Blatt), noch genetische Informationsträger für neues Leben (wie die Keime) dar.

Diese Gemüse- und Obstfrüchte haben einen ganz anderen Zweck – nämlich uns zu verführen, dass wir sie essen, damit auf solche Weise die in ihnen enthaltenen wohlgeschützten Samen anderswo (und teilweise zusätzlich gut gedüngt) abgesetzt werden, und dass wir sie kultivieren, weil ihre Früchte uns schmecken. Dadurch sichern diese Pflanzen ihre Ausbreitung.

Dr. Johann Georg Schnitzer „Die kausale Therapie der essentiellen Hypertonie“. Privately printed. All rights reserved.
© Copyright 1987-2001-2004-2010 by Dr. Johann G. Schnitzer, D-88045 Friedrichshafen, http://www.dr-schnitzer.de

Solche Früchte sind deshalb wohlschmeckend und enthalten auch wertvolle Vitamine, Mineralstoffe, Spurenelemente und Energieträger; aber eben doch nicht so komplett und vollständig.

Eine Ernährung, die überwiegend aus Obst- und Gemüsefrüchten bestünde, enthielte nicht alle lebensnotwendigen Substanzen und könnte auf Dauer nicht gesund erhalten. Aber sie sind willkommen als zusätzliche, nicht unbedingt nötige Ergänzung, um noch mehr Abwechslung hineinzubringen. Obstfrüchte kann man als die „Genussmittel der gesunden Ernährung" betrachten.

Die Salatsaucen sind eine der Möglichkeiten zusätzlicher Abwechslung. Einmal wird man sie konventionell mit einem guten Essig, Leinsamenöl, Distelöl, Vollmeersalz, Gewürzen wie Sellerie oder Pfeffer und frischen Kräutern bereiten. Ein andermal macht man sie z.B. mit Zitronensaft, Leinsamen- und Distelöl, Avocado, Senf und rotem Paprikapulver sämig und herzhaft.

Auch Saucenvarianten mit Nussgeschmack sind möglich. Mann nimmt dazu Walnussöl, Obstessig, Vollmeersalz, und gibt zusätzlich einige Walnussstückchen hinein.

Alle verwendeten Ölsorten sollen einen hohen Anteil an hochungesättigten Fettsäuren enthalten und „kalt" gepresst sein, das heißt höchstens warm, nicht heiß, so dass die hochungesättigten Fettsäuren nicht etwa durch Hitze polymerisieren und dadurch ihre gesundheitlichen Vorteile einbüßen. Die Öle sollen auch gut verschlossen aufbewahrt werden, mit möglichst geringem Luftvolumen darüber; denn sie neigen zur Oxidation (Ranzigwerden), wodurch sie ebenfalls ihren gesundheitlichen Wert verlieren. Diese hochwertigen Ölsorten richtig zu verwenden, ist von großer Wichtigkeit für den gesundheitlichen Nutzen und Erfolg der Ernährung.

Als *Nachtisch* können *mittags wie abends Obstfrüchte* gereicht werden, dazu auch ein paar Haselnüsse, Walnüsse, Mandeln, Sonnenblumensamen oder Cashewkerne.

Beilagen, die Schnitzer-Intensivkost zu Schnitzer-Normalkost machen:

Als *Beilagen für mittags* eignen sich z.B. Vollkornteigwaren und Vollkorngerichte aus frisch gemahlenen Getreiden: z.B. Vollkornnudeln, -spaghetti, -spätzle; Vollkornpfannkuchen (einfach frisches Vollkornmehl, Wasser und Vollmeersalz dünn verrühren und in der Pfanne ausbacken) und Vollkornwaffeln (aus dem selben Teig). Auch Schalenkartoffeln sind geeignet, die man am besten nicht in Wasser kocht, sondern über kochendem Wasser

Dr. Johann Georg Schnitzer „Die kausale Therapie der essentiellen Hypertonie". Privately printed. All rights reserved.
© Copyright 1987-2001-2004-2010 by Dr. Johann G. Schnitzer, D-88045 Friedrichshafen, http://www.dr-schnitzer.de

im Dampf garen lässt; dann verlieren sie weniger Vitamine und Mineralstoffe. Vollreis ist eine weitere Abwechslung.

Als *Beilagen für abends* nimmt man eher Vollkornbrote oder Knäckebrote (von beiden gibt es eine reiche Auswahl der verschiedensten Sorten), mit einem pflanzlichen Brotaufstrich (aus dem Reformhaus oder Naturkostladen) und belegt mit Radieschen- und Tomatenscheiben.

Die prinzipielle Zusammensetzung der Mittags- und Abendmahlzeiten ist folgende (Mengen pro Person, jedoch Appetit maßgebend):

100-150 g	**Blattsalate,**
100-150 g	**Wurzelgemüsesalate,**
100-150 g	**Gemüsefrüchtesalate,**
40 - 60 g	**angekeimte Hülsenfrüchte und andere Samen,**
150-250 g	**Beilagen (nur bei Schnitzer-Normalkost!),**
75-100 g	**Obstfrüchte-Nachtisch, dazu eventuell**
20-40 g	**Nüsse, Sonnenblumenkerne und andere.**

Gazpacho – spanische „Salatsuppe“

Dieses spanische Gericht besteht aus rohen Vegetabilien, die gemixt und als kalte Suppe gegessen werden. Für die gesunde Ernährung stellt sie eine willkommene Abwechslung dar. Außerdem ist diese Zubereitung hilfreich für Eilige, die vor allem mittags nicht genügend Zeit für eine gemütliche Mittagspause haben. Ebenso nützlich ist sie für alle, deren Kaufunktionen beeinträchtigt sind.

Eine gesunde und alles nötige enthaltende Gazpacho ist ganz einfach herzustellen. Wir bereiten zunächst einen gesunden gemischten Salat aus Blattsalaten, Wurzelgemüsen, Gemüsefrüchten, angekeimten Samen und mit einer schmackhaften und gesunden Salatsauce. Dann füllen wir diesen Salat in den Mixer, geben eine halbe bis ganze Tasse kaltes Wasser und 2 Telöffel Zitronensaft zum Schutz vor Oxidation hinzu und starten den Mixer. Nach etwa einer Minute ist die Gaspacho fertig. Sie wird in einem Suppenteller serviert und mit dem Löffel gegessen.

Zur Gazpacho kann man – nur bei Schnitzer-Normalkost – Vollkornbrot essen (das man auch „hineinbrocken“ kann). Besonders fein und wohlschmeckend wird sie, wenn man noch eine Avocadofrucht in den Mixer mit hineingibt. Man kann die Gazpacho auch mit der weiter oben beschriebenen Getreidesuppe mischen, als Vorspeise oder Hauptgang.

Dr. Johann Georg Schnitzer „Die kausale Therapie der essentiellen Hypertonie“. Privately printed. All rights reserved.
© Copyright 1987-2001-2004-2010 by Dr. Johann G. Schnitzer, D-88045 Friedrichshafen, http://www.dr-schnitzer.de

01:52:59

Natürliche Ernährung – Beispiel für einen Tag

Das Frühstück

Der wichtigste Bestandteil des Frühstücks ist das *Frischkornmüsli,* das aus keimfähigem, frisch gemahlenem Weizen, wenn irgend möglich aus kontrolliertem biologischem Anbau, zubereitet wird. Sehr gut geeignet ist auch keimfähiger Nackthafer (Achtung, keine entspelzten Haferkerne, die nicht mehr keimfähig sind; Nackthafer springt beim Dreschen von selbst aus dem Spelz und bleibt dabei unbeschädigt).

60 g Weizen oder 60 g Nackthafer	aus kontrolliertem biologischem Anbau werden auf einer Steinmühle mittelgrob gemahlen und in
110 g Wasser	eingeweicht (Wasser abwiegen oder in einem Messbecher abmessen). Man soll dabei nicht umrühren, sondern nur einstreuen und mit einer Gabel ein wenig nachdrücken, da so die Beschaffenheit lockerer wird. Umrühren in diesem Stadium würde eine hier unerwünschte teigartige Beschaffenheit erzeugen. Nunmehr werden
5 g Zitronensaft	hinzugegeben (das entspricht einem Teelöffel) und leicht untergemischt. Das verhindert Oxidationsvorgänge. Alsdann reibt man auf einer Edelstahlraffel
1 Apfel (ca. 75-100 g)	hinein und mischt ihn sofort unter, damit er nicht braun wird. Es soll ein aromatischer, nicht zu saurer Apfel sein. Der Apfel wird zum Reiben in zwei Hälften geschnitten, das Kernhaus wird entfernt, und man reibt, bis nur noch ein Teil der dünnen nicht reibbaren Schale des Apfels übrigbleibt. Anschließend wiegt man insgesamt
30 g Nüsse und Mandeln	ab (es kann auch eine Mischung verschiedener Nüsse und Mandeln sein), zerhackt sie grob, behält einen Rest zum Dekorieren und mischt die Hauptmenge unter. Die

Dr. Johann Georg Schnitzer „Die kausale Therapie der essentiellen Hypertonie“. Privately printed. All rights reserved.
© Copyright 1987-2001-2004-2010 by Dr. Johann G. Schnitzer, D-88045 Friedrichshafen, http://www.dr-schnitzer.de

Nüsse können auch am Vorabend in lauwarmem Wasser eingeweicht und dann unzerkleinert beigefügt werden. Jetzt werden

100-150 g Früchte

der Jahreszeit (Trauben, Orangen, Pfirsiche, Kirschen, Erdbeeren, Himbeeren, Heidelbeeren, Zwetschgen, Aprikosen, Kiwifrüchte, Ananas, Mangos, Bananen in kleine Stücke geschnitten, ein kleiner Teil wird zum Dekorieren beiseite gelegt und die Hauptmenge untergemischt.

Nunmehr gibt man das angemischte Frischkornmüsli in eine geeignete Glas- oder Porzellanschale, verziert es obenauf mit Nuss- und Fruchtstückchen und serviert das Ganze zum unverzüglichen Verzehr.

Als Getränke eignen sich

Reines Quellwasser,
gutes Leitungswasser,
mineralarmes Tafelwasser
(z.B. Volvic) und
Kräutertees.

Am besten sind Trinkwässer, die leicht sauer, reduziert und mineralarm sind. Am ungünstigsten sind oxidierte, basische, mineralreiche Trinkwässer (allein dieser Unterschied kann nach Forschungen von Prof. Vincent eine Differenz der Lebenserwartung von bis zu 30 % bewirken! Gelegentlich kann auch ein stark verdünnter

Zitronensaft, ½ Zitrone auf
1 Glas Wasser, gesüßt mit
10 g Honig

verwendet werden. Am schnellsten lässt die Mischung sich herstellen, wenn zunächst der Saft ausgepresst, dann der Honig damit vermischt und erst dann das Wasser hinzugefügt und verrührt wird.

Zusätzlich zu diesem Frühstück (nur bei Schnitzer-Normalkost!) können

Vollkornbrote

aus frisch gemahlenen, möglichst biolo-

Dr. Johann Georg Schnitzer „Die kausale Therapie der essentiellen Hypertonie“. Privately printed. All rights reserved.
© Copyright 1987-2001-2004-2010 by Dr. Johann G. Schnitzer, D-88045 Friedrichshafen, http://www.dr-schnitzer.de

	gisch angebauten Getreiden und ebensolche
Vollkornbrötchen	gegessen werden. Diese können mit
Butter oder	
pflanzlichen Brotaufstrichen	versehen werden. Honig sollte man nicht aufs Brot verwenden, da dies zu konzentriert ist und Zahnkaries erzeugen kann.

Alles, was nicht erwähnt ist, soll auch nicht verwendet werden! Die Müslis können in vielen Variationen zubereitet werden, vor allem durch Veränderung der Frucht- und Nussarten und durch Verwendung von Gewürzen wie z.B. natürlicher Vanille oder Kardamom. Auch können abwechslungshalber statt Weizen und Nackthafer auch Dinkel oder Nacktgerste aus kontrolliertem biologischem Anbau eingesetzt werden.

Die Mittagsmahlzeit

Die Zubereitung der Mittagsmahlzeit (nicht so sehr ihre Zusammensetzung) hängt sehr davon ab, ob dieses zu Hause möglich ist oder ob nur in der Nähe des Arbeitsplatzes, weg von zu Hause, eine Mittagspause gemacht werden kann.

Im letzteren Fall nimmt man leicht transportierbare Vegetabilien mit, wie zum Beispiel eine Mohrrübe (Karotte), einen Rettich, Chicorée, Tomaten, in der Spargelzeit frische rohe Spargeln, außerdem eine Mischung von angekeimten Linsen, Erbsen, Mungobohnen und Kichererbsen. Dazu kann man (nur bei der Schnitzer-Normalkost!) auch zwei Vollkornbrote mitnehmen, die mit einem pflanzlichen Brotaufstrich bestrichen und mit Scheiben von Radieschen und Gurken belegt sind.

Es ist auch möglich, einen gemischten Salat aus diesen oder ähnlichen Vegetabilien mit etwas Distelöl, Zitrone oder Essig, Pfeffer und Salz mitzunehmen. Diesen Salat nimmt man in einem gut verschlossenen, nicht metallischen Gefäß mit, stellt ihn in einem Kühlschrank und isst ihn dann mittags. Soweit man sich gesundheitlich und leistungsbezogen die Schnitzer-Normalkost leisten kann, isst man dazu die belegten Vollkornbrote. Wendet man die Schnitzer-Intensivkost an, nimmt man statt dessen davon etwas größere Mengen. Die Mengen hängen ausschließlich vom persönlichen Bedarf und Energieverbrauch ab. Man isst einfach, bis man satt ist.

All rights reserved.
© Copyright 1987-2001-2004-2010 by Dr. Johann G. Schnitzer, D-88045 Friedrichshafen, http://www.dr-schnitzer.de

Zu Hause ist die Zubereitung leichter. Hier ein Beispiel, das den prinzipiellen Aufbau eines Mittagessens zeigt. Es soll jedoch täglich anders und sehr abwechslungsreich zusammengestellt werden. Auch sind abends andere Vegetabilien als mittags zu verwenden, da man gleiche Sorte Salat oder Wurzelgemüse selten am selben Tag zweimal essen möchte.

Das ist ein Beweis dafür, wie sehr bei natürlicher Kost der Geschmackssinn und der Appetit mit sicherem Gespür auswählen, was wir essen sollen, weil wir bestimmte besondere Inhaltsstoffe einzelner Nahrungsmittel noch brauchen könnten, während der Bedarf an anderen an diesem Tag schon befriedigt ist. Es gibt Experimente, die das bestätigen. Bei denaturierter Zivilisationskost funktioniert es jedoch nicht.

Zubereitung der Mittagsmahlzeit zu Hause (Beispiel):

10 g Distelöl+Leinsamenöl	werden mit
15 g Zitronensaft	und
30 g Wasser	
1 Prise Pfeffer	und etwas
Basilikum	vermischt. Sodann werden
100 g Kopfsalat	gewaschen, in kleine Stücke zerpflückt und in die Salatsoße gegeben. Dann werden
100 g Sellerie	und
100 g Rettich	mittelfein bis fein gerieben und ebenfalls untergemischt. Alsdann werden getrennt
50 g angekeimte	
Hülsenfrüchte	abgewogen, mit
1 Tomate,	die in Würfel geschnitten ist, vermischt und
rote Paprika	darübergestreut. Als Beilage können
Vollkornpfannkuchen	(nur bei Schnitzer-Normalkost!) aus
120 g Weizen,	fein gemahlen, mit
120 g Wasser	und
6-7 g Vollmeersalz	verrührt, in der Pfanne ausgebacken werden (es kann eine Teflonpfanne sein).

Zur Variation kann der Kopfsalat durch andere Blattsalate, können die Wurzelgemüse durch andere Knollenfrüchte ersetzt werden. Bei Schnitzer-Normalkost können anstelle der Pfannkuchen gedämpfte Kartoffeln, verschiedene Vollkornteigwaren, gekochter Vollreis verwendet werden.

Dr. Johann Georg Schnitzer „Die kausale Therapie der essentiellen Hypertonie". Privately printed. All rights reserved.
© Copyright 1987-2001-2004-2010 by Dr. Johann G. Schnitzer, D-88045 Friedrichshafen, http://www.dr-schnitzer.de

Viel Abwechslung ist auch durch Verwendung unterschiedlicher Gewürze zu erreichen. Der Fantasie sind hier keine Grenzen gesetzt. Außerdem gibt das Buch „Schnitzer-Intensivkost, Schnitzer-Normalkost" viele Hinweise und Anregungen mit Beispielen in Form eines 14-Tage-Planes, wie die beschriebenen Rezepte ansprechend zubereitet und serviert werden können. (Internet-Adresse: http://www.dr-schnitzer.de/sin001.htm).

Das Abendessen

Das Abendessen soll im Prinzip einen ähnlichen Aufbau haben wie die Mittagsmahlzeit. Auch hier hängen die Mengen ausschließlich vom gesunden Appetit ab, der bei natürlicher Zusammensetzung der Nahrung ein sehr genauer Indikator des Bedarfs und der Auswahl ist.

Um genügend Abwechslung hineinzubringen, wird man abends andere Vegetabilien als mittags verwenden, anstelle angekeimter Hülsenfrüchte zum Beispiel ein „Gewürz-Getreideschrot" servieren und als Beilagen (nur bei Schnitzer-Normalkost!) belegte Vollkornbrote reichen.

Ein solches Abendessen kann zum Beispiel wie folgt aussehen:

30 g Wasser	
1 Prise Vollmeersalz	
10 g Weinessig	
10 g Distelöl+Leinsamenöl	
15 g Senf	werden zur Salattunke vermischt.
	Dann werden
100 g Gurken	in Scheiben geschnitten,
100 g Ackersalat	geputzt,
100 g Möhren	gerieben, und das Ganze wird in der zubereiteten Salattunke gemischt.
	Für das Gewürzgetreideschrot werden
30 g Weizen	mittelgrob geschrotet, mit
55 g Wasser	angesetzt,
2-3 g Zitronensaft	hinzugegeben und
10 g Meerrettich	fein hineingerieben und untergemischt.
	Als *Beilagen* (nur bei Schnitzer-Normalkost!) werden belegte
Roggenvollkornbrote	gereicht, die mit

Dr. Johann Georg Schnitzer „Die kausale Therapie der essentiellen Hypertonie". Privately printed. All rights reserved.
© Copyright 1987-2001-2004-2010 by Dr. Johann G. Schnitzer, D-88045 Friedrichshafen, http://www.dr-schnitzer.de

etwas „Tartex“,
Rettichscheiben und
gehackter Petersilie belegt sind. Als Getränk kann ein
Kräutertee gereicht werden.

Die Abendmahlzeit sollte mindestens zwei Stunden vor dem Schlafengehen eingenommen sein, damit die erste Verdauungsarbeit schon geleistet ist, mit welcher auch noch Speichel produziert wird. Magensaft- und Speichelproduktion sind automatisch zusammengekoppelt.

Die erwähnten Getreide, Wurzelgemüse, Blattsalate, sonstigen Samen, Kräuter und Gewürze sind lediglich beispielhaft zu verstehen. Diese können durch viele weitere der jeweils gleichen Gruppe ergänzt oder ersetzt werden. So wird man in Südamerika eine „zivilisierte Urnahrung“ ganz anders zusammensetzen als in Indien, Australien, Afrika oder Europa. Auch in den verschiedenen Jahreszeiten kann sie am selben Ort ganz unterschiedlich gestaltet sein, je nachdem, was gerade „Saison“ hat oder zu bekommen ist. Der weltweite Vegetabilienhandel erleichtert die abwechslungsreiche Zubereitung.

Diese natürliche Ernährung hat auch *interessante Energie-, Nutzen- und Kostenbilanz-Aspekte.* Die verwendeten Lebensmittel sind überwiegend naturbelassen, nicht weiterverarbeitet und stellen auch keine „Veredelungsprodukte“ dar, worunter man die Verfütterung preiswerter pflanzlicher Primärlebensmittel zur Erzeugung teurer vermarktbarer tierischer Sekundärnahrungsmittel versteht. Vor allem die biologisch angebauten Produkte verbrauchen zur Erzeugung hauptsächlich nur Sonnenenergie. Ihre Erzeugungsenergiekosten sind die niedrigsten. Insgesamt sind pflanzliche Lebensmittel naturbelassen die billigsten Lebensmittel – und gesundheitlich gleichzeitig die hochwertigsten. Mit jedem weiteren Verarbeitungsschritt werden die Produkte durch Löhne, Anlagenamortisationen, Abgaben, Energieverbrauch und Gewinne teurer – und ihr gesundheitlicher Wert wird gleichzeitig immer geringer. Das teuerste Endprodukt ist meist gesundheitlich das wertloseste, oft das schädlichste.

Ausreichend Wasser zuführen

Besonders während der Getreidesuppendiät, aber auch später bei normaler gesunder Ernährung ist es immer wichtig, täglich genügend Wasser als solches oder z.B. in Form von Tees zu trinken. Denn der Organismus braucht

Dr. Johann Georg Schnitzer „Die kausale Therapie der essentiellen Hypertonie“. Privately printed. All rights reserved.
© Copyright 1987-2001-2004-2010 by Dr. Johann G. Schnitzer, D-88045 Friedrichshafen, http://www.dr-schnitzer.de

ständig Wasser als Lösungsmittel, um den Transport aller Stoffe zu bewerkstelligen. Das gilt besonders auch für die Abbauprodukte des Stoffwechsels, die möglichst vollständig ausgeschieden werden sollen. Das Abbauprodukt der abgebauten Eiweißüberschüsse ist Harnsäure, die durch die Nieren über den Harn ausgeschieden wird. Wenn nicht genügend Wasser vorhanden ist, wird der Harn zu einer mit Harnsäure gesättigten Lösung; überschüssige weitere Harnsäure muss dann auskristallisieren und bildet Nierensteine. Das ist durch ausreichende Wasserzufuhr leicht zu vermeiden; alles bleibt dann in Lösung und wird ausgeschieden.

Eine tägliche Gesamtzufuhr von 2-3 l Wasser – einschließlich des z.B. in Suppen, Frischkornmüslis, Salaten und Tees enthaltenen – gilt unter normalen Umständen als ausreichend. In heißem Klima, bei körperlichen Anstrengungen und wenn mehr Salz in der Nahrung verwendet wird, kann sich dieser Wasserbedarf erheblich erhöhen.

Zur Frage nach den gesundheitlichen Anforderungen an ein gutes Trinkwasser sind die Forschungsergebnisse von Prof. Vincent interessant. Er untersuchte in französischen Städten, ob es einen Zusammenhang zwischen Wasserqualitäten und Lebenserwartung gibt. Er fand Unterschiede von bis zu 30 %! Die niedrigste Lebenserwartung bestand bei mineralreichem, basischem, oxidiertem – und die höchste bei leicht saurem, reduziertem, mineralarmem Wasser („Volvic" z. B. entspricht dem letzteren).

Wie wirksam ist diese kausale Therapie des Bluthochdrucks?

Als regelmäßiger Besucher ärztlicher Fortbildungstagungen sind Sie ausführlich über die neuesten pharmakologischen Produkte zur Blutdrucksenkung, Cholesterinsenkung, Gerinnungshemmung und Betablockierung unterrichtet worden von den „führenden Experten", deren Studien in aller Regel von der diese Medikamente herstellenden Pharmaindustrie „gesponsert" wurden. Vielleicht hat auch jemand über „Ursachen" wie fettes Essen und wenig Bewegung geredet.

Wenig oder nichts werden Sie indessen gehört haben über Möglichkeiten einer Heilung. Solche Untersuchungen und Erfahrungen wären für die Umsätze des herrschenden Krankheitsunwesens „kontraproduktiv" und werden daher von niemandem gesponsert..

Deshalb haben wir eine eigene unabhängige öffentliche Bluthochdruckstudie im Internet eingerichtet. Auf den nachfolgenden Seiten werden einige besonders interessante Ergebnisse der Studie berichtet.

Dr. Johann Georg Schnitzer „Die kausale Therapie der essentiellen Hypertonie". Privately printed. All rights reserved.
© Copyright 1987-2001-2004-2010 by Dr. Johann G. Schnitzer, D-88045 Friedrichshafen, http://www.dr-schnitzer.de

Auszug aus den

Auswertungen der Studie über die Effektivität der Ernährungsmaßnahmen zur Normalisierung des Blutdrucks, Stand 2010

von Dr. Johann Georg Schnitzer und Dr. Kurt Gruber

Die Maßnahmen sind beschrieben in dem Buch für die Patienten

„Bluthochdruck heilen“
http://www.dr-schnitzer.de/bhd002.htm

und in der Therapieanleitung für Ärzte
„Die kausale Therapie der essentiellen Hypertonie“
http://www.dr-schnitzer.de/bhd004.htm

(Verfasser dieser Bücher: Dr. Johann Georg Schnitzer)

Die gesamte Bluthochdruckstudie mit allen Originaldaten
ist auf dieser Website veröffentlicht:
http://www.dr-schnitzer.de

Die Einführung zur Studie befindet sich hier:
http://www.dr-schnitzer.de/bluthochdruckstudie02-einfuehrung.html

Die vollständigen Auswertungen im Internet in HTML:
http://www.dr-schnitzer.de/bluthochdruckstudie02-auswertungen.html

und in PDF (man achte jeweils auf das Jahr der Auswertung):
http://www.dr-schnitzer.de/auswer02.pdf

Besonders wichtige Ergebnisse der Studie:

- 101 von 113 Probanden konnten durch Ernährungsumstellung – und ohne blutdrucksenkende Mittel zu nehmen – ihren Blutdruck auf höchstens 140/90 mm/Hg oder niedrigere Werte senken. Auch weitere 11 Probanden erzielten eine Verbesserung ihrer Werte. Einer (Proband 83) erzielte gleiche Werte ohne wie vorher mit Medikation. Die Probanden berichten über zahlreiche Ausheilungen verschiedenster Beschwerden, und über einen signifikanten Zugewinn an Ge-

 Dr. Johann Georg Schnitzer „Die kausale Therapie der essentiellen Hypertonie“. Privately printed. All rights reserved.
© Copyright 1987-2001-2004-2010 by Dr. Johann G. Schnitzer, D-88045 Friedrichshafen, http://www.dr-schnitzer.de

sundheit, Lebensqualität, körperlicher und geistiger Leistungsfähigkeit und Lebensfreude.

- Nur 43 von 84 Probanden, die blutdrucksenkende Mittel genommen hatten, konnten mit diesen Medikamenten den Blutdruck auf höchstens 140/90 mm/Hg oder niedrigere Werte senken. Diese 84 Probanden berichten über insgesamt 350 Beschwerden.
- Bei 41 von 84 Probanden, die blutdrucksenkende Mittel genommen hatten, blieb der Blutdruck trotz Medikation oberhalb der Bluthochdruckgrenze (nach WHO) von 140/90 mm/Hg. 33 dieser 41 Probanden, bei welchen die Medikation erfolglos war, konnten nach Ernährungsumstellung und Absetzen der Medikation ihren Blutdruck auf höchstens 140/90 mm/Hg oder niedrigere Werte senken. Die restlichen Probanden erzielten Werte, die besser (niedriger) waren als vorher unter Medikation. Einer (Proband 83) erzielte gleiche Werte (160/105) ohne wie vorher mit Medikation.
- 11 der 12 Probanden, die noch keine vollständige Normalisierung ihres Blutdrucks erreicht haben, konnten ihre Blutdruckwerte wesentlich verbessern und auf jegliche Medikation verzichten; und 11 Probanden berichten über ihr wesentlich verbessertes gesundheitliches Befinden.
- Es fällt auf, dass 11 von 12 jener Probanden, welchen die Blutdrucknormalisierung nach Ernährungsänderung n i c h t gelang, vorher blutdrucksenkende Medikamente genommen hatten.
- Demgegenüber gelang sämtlichen Probanden (außer Proband 136, der „nur" 142/85 erzielte) die Normalisierung ihres Blutdrucks, welche es gar nicht erst mit Medikation versuchten, sondern sogleich und ausschließlich die Ernährungskorrektur vornahmen.
- Diese Beobachtung ist ein Hinweis, dass medikamentöse Eingriffe mittels blutdrucksenkender Medikamente in die autonome Blutdruckregulation des Organismus diese möglicherweise nachhaltig schädigen.
- Es muss daher als ärztlicher Kunstfehler angesehen werden, wenn auf die Diagnose „Bluthochdruck" nicht die Verordnung der hier als hochwirksam dokumentierten Ernährungstherapie erfolgt, sondern die Verordnung von nur symptomatisch wirkenden, aber nebenwirkungsreichen blutdrucksenkenden Medikamenten.

Dr. Johann Georg Schnitzer „Die kausale Therapie der essentiellen Hypertonie". Privately printed. All rights reserved.
© Copyright 1987-2001-2004-2010 by Dr. Johann G. Schnitzer, D-88045 Friedrichshafen, http://www.dr-schnitzer.de

- Die in den Büchern „Bluthochdruck heilen“ und „Die kausale Therapie der essentiellen Hypertonie“ empfohlene Ausheilung des Bluthochdrucks vor allem durch eine natürliche, artgerechte Ernährung kann als hoch effektiv gewertet werden. Sie ist der bisherigen symptomatischen Dauerbehandlung mit Pillen weit überlegen. Sie führt nicht nur zu einer Absenkung zu hohen Blutdrucks, sondern zu einer vollständigen Ausheilung des Bluthochdrucks. Die Ernährungstherapie des Bluthochdrucks ist daher die Methode der Wahl, und sie ist als erste und zumindest zunächst o h n e blutdrucksenkende Medikation einzusetzen.

Wie effektiv normalisieren die empfohlenen Enährungsmaßnahmen einen zuvor erhöhten Blutdruck?

101 von den 113 Probanden – das bedeutet 89 % der Probanden – erreichten durch überwiegende (Median 80 %) Befolgung der empfohlenen Ernährungsmaßnahmen eine Absenkung ihrer Blutdruckwerte bis zur – oder unter die – Bluthochdruckgrenze ohne Medikamente, also eine Ausheilung ihres Bluthochdrucks.

Auf Grund der Daten schließen wir mit einer Sicherheit von 95 % auf eine Erfolgsquote zwischen 82 % und 94 % für die Gesamtheit aller Bluthochdruckpatienten.

Die Mittelwerte zeigen eine hoch signifikante, nicht nur blutdrucksenkende, sondern den Blutdruck normalisierende Wirkung der empfohlenen Ernährungsmaßnahmen, und dies bereits bei nur 80 % (Median) Befolgung der empfohlenen Ernährungsmaßnahmen.

Vergleich der Effektivität der üblichen Medikation mit der Effektivität dieser Ernährungstherapie

84 Probanden der Studie haben zuvor von ihrem Arzt verordnete Medikamente zur Absenkung ihres Blutdrucks eingenommen. Das erlaubt einen intraindividuellen (jeweils bei der selben Person vorgenommenen) Vergleich der Wirksamkeit der üblichen „Standardtherapie des Bluthochdrucks“ mit der Wirksamkeit der empfohlenen Ernährungsmaßnahmen im Bezug auf die Absenkung und Normalisierung des erhöhten Blutdrucks.

Dr. Johann Georg Schnitzer „Die kausale Therapie der essentiellen Hypertonie“. Privately printed. All rights reserved.
© Copyright 1987-2001-2004-2010 by Dr. Johann G. Schnitzer, D-88045 Friedrichshafen, http://www.dr-schnitzer.de

Hierzu haben wir verglichen: Deren Blutdruckwerte vor jeglicher Medikation, deren Blutdruckwerte unter Medikation und deren Blutdruckwerte ohne Medikation nach Ernährungsänderung bei Abgabe ihres Probandenberichts.

Nur 43 dieser 84 Probanden – das bedeutet 51 % – erreichten durch Medikation Blutdruckwerte, die der Bluthochdruckgrenze entsprachen oder unter dieser lagen. Bei 49 % dieser Probanden blieb auch unter Medikation der Blutdruck wesentlich bis weit oberhalb der Bluthochdruckgrenze nach WHO.

Auf Grund der Daten schließen wir mit einer Sicherheit von 95 % auf eine Erfolgsquote zwischen 40 % und 62 % für die Gesamtheit aller Bluthochdruckpatienten, durch blutdrucksenkende Mittel den Blutdruck unter die Bluthochdruckgrenze zu bringen.

Unter der üblichen „Standardtherapie des Bluthochdrucks" blieb auch im Mittel der 84 Probanden der Studie, die zuvor blutdrucksenkende Medikamente genommen hatten, während dieser Medikation der systolische Blutdruck mit 145/90 mm/Hg oberhalb der Bluthochdruck-grenze.

Im Gegensatz hierzu normalisierte sich unter den empfohlenen Ernährungsmaßnahmen auch im Mittel der 84 Probanden, die zuvor blutdrucksenkende Medikamente genommen haben, mit 131/80 mm/Hg der Blutdruck weit unter die Bluthochdruckgrenze (WHO: 140/90 mm/Hg) in den Normalbereich hinein.

Wie wirken die empfohlenen Ernährungsmaßnahmen bei jenen Bluthochdruckpatienten, bei welchen die medikamentöse Behandlung den Blutdruck nicht auf die Bluthochdruckgrenze absenken konnte?

Fälle, bei welchen eine angewendete Therapie nicht die beabsichtigte Wirkung erzielt, werden als „therapieresistent" bezeichnet – eine eher unfaire Betrachtungsweise, weil die Schuld am „Versagen" dem Patienten in die Schuhe geschoben wird, während die Medizinseite „ihre Hände in Unschuld" wäscht, obwohl es doch ihre „Therapie" ist, die versagt hat.

33 von 41 Probanden – das bedeutet 80 % – bei welchen die übliche medikamentöse Bluthochdruckbehandlung den Blutdruck nicht normalisie-

Dr. Johann Georg Schnitzer „Die kausale Therapie der essentiellen Hypertonie". Privately printed. All rights reserved.
© Copyright 1987-2001-2004-2010 by Dr. Johann G. Schnitzer, D-88045 Friedrichshafen, http://www.dr-schnitzer.de

ren konnte, haben durch alleinige Anwendung der empfohlenen Ernährungsmaßnahmen und Weglassen jeglicher Medikation eine Normalisierung ihres Blutdrucks bis zur oder unter die Bluthochdruckgrenze erreichen können.

Auf Grund der Daten schließen wir mit einer Sicherheit von 95 % auf eine Erfolgsquote zwischen 65 % und 91 % für die Gesamtheit aller Bluthochdruckpatienten, deren Blutdruckwerte unter der üblichen medikamentösen Bluthochdrucktherapie oberhalb der Bluthochdruckgrenze geblieben sind, ihren Blutdruck allein durch Richtigstellung ihrer Ernährung zu normalisieren.

Wie viel Sinn macht es, trotz Ernährungsänderung weiter Medikamente zu nehmen?

18 Probanden hatten, wie die meisten Anderen auch, blutdrucksenkende Mittel eingenommen, bevor sie von dieser Ernährungstherapie erfuhren.

Während aber die Anderen mit der Ernährungsumstellung die Medikation beendeten, setzten diese 18 Probanden die Medikation fort, obwohl 16 von ihnen einen völlig normalen Blutdruck bekommen und auch sonst einen wesentlichen Zugewinn an natürlicher Gesundheit erreicht hatten.

Dies bedeutet eine Erfolgsquote der Blutdrucknormalisierung von 89 % bei gleichzeitiger Medikation und Ernährungsumstellung.

Dem steht eine Erfolgsquote von 89 % jener 113 Probanden gegenüber, welche die Medikation beendet und sich alleine auf die Wirkung der Ernährungsumstellung verlassen haben.

Da drängt sich doch die Frage auf, ob nicht auch bei diesen 18 Probanden die Ernährungsumstellung alleine ausgereicht hätte.

Diese führt wiederum zu der weiteren Frage, welche Motivation diese 18 Probanden hatten, die Medikation trotz Normalisierung ihres Blutdrucks und einer signifikanten Besserung ihres Allgemeinbefindens fortzusetzen.

Vier Beispiele zeigen, dass die Motivation, trotz völliger Gesundung weiterhin täglich Pillen zu schlucken, von den Ärzten ausgeht. Die Medizin ist offenbar unfähig, einmal als Bluthochdruckpatienten eingefangene Menschen, nachdem diese sich aus eigenem Antrieb geheilt haben, freiwillig in die natürliche Gesundheit zu entlassen.

Dr. Johann Georg Schnitzer „Die kausale Therapie der essentiellen Hypertonie". Privately printed. All rights reserved.
© Copyright 1987-2001-2004-2010 by Dr. Johann G. Schnitzer, D-88045 Friedrichshafen, http://www.dr-schnitzer.de

Hier werden die fundamentalen Interessenkonflikte des Arztes mit sich selbst und zwischen Arzt und Patient deutlich.

Der Arzt trägt zwar die hehre Fahne seiner Berufsethik vor sich her, die sich auf den Eid des Hippokrates beruft, in welchem unter Anderem steht: „Die diätetischen Maßnahmen werde ich nach Kräften und gemäß meinem Urteil zum Nutzen der Kranken einsetzen, Schädigungen und Unrecht aber ausschließen." Aber das Einkommen des Arztes wächst mit der Zahl der kranken, nicht der gesunden Menschen. Bei Anwendung der dieser Studie zugrunde liegenden Erkenntnisse müssten z.B. etwa die Hälfte der Ärzte in Deutschland ihre Praxen schließen und den Beruf wechseln.

Die Interessen des Patienten sind dem diametral entgegengesetzt. Er will, wenn erkrankt, so schnell und so dauerhaft wie möglich wieder gesund werden. Wenn ihm die Medizin das nur widerwillig oder überhaupt nicht bringt, muss der Patient die Wiederherstellung seiner Gesundheit selber in die Hand nehmen.

Mitgeteilte Beschwerden vor Medikation

Die 140 Probanden der Studie haben 266 Beschwerden mitgeteilt, so lange ihr Bluthochdruck nicht medikamentös behandelt wurde. Diese erklären sich daraus, dass der Körper mit seinen Möglichkeiten, verengte Gefäße und dicker gewordenes Blut durch einen höheren Blutdruck zu kompensieren, an seine Grenze gestoßen ist. Da von hier an die Versorgung mancher Gewebe und Organe mit Sauerstoff und Energie mangelhaft wird, entstehen solche Beschwerden.

Mitgeteilte Beschwerden unter Medikation

Die gegenüber unbehandeltem Blutdruck (266 Beschwerden = 1,9 Beschwerden pro Proband ohne/vor Medikation) um ca. 32 % vermehrten (350) Beschwerden, konzentrieren sich von vorangehend 140 auf diejenigen 84 Probanden, die dann blutdrucksenkende Medikamente einnahmen, bevor sie die Ernährung änderten und die Medikation absetzten. Das ergibt 4,2 Beschwerden pro Proband unter Medikation.

Diese Zunahme der Beschwerden durch die Medikation erklärt sich daraus, dass die Grenze der Möglichkeiten, die der Körper vor der Medika-

Dr. Johann Georg Schnitzer „Die kausale Therapie der essentiellen Hypertonie". Privately printed. All rights reserved.
© Copyright 1987-2001-2004-2010 by Dr. Johann G. Schnitzer, D-88045 Friedrichshafen, http://www.dr-schnitzer.de

tion hatte, um verengte Gefäße und dicker gewordenes Blut durch einen höheren Blutdruck zu kompensieren, durch die Medikation künstlich sehr wesentlich herabgesetzt worden ist.

Da hierdurch die Versorgung mancher Gewebe und Organe mit Sauerstoff und Energie noch mangelhafter wird, vermehren sich logischerweise auch die hierdurch verursachten Beschwerden. Das erklärt auch, warum trotz aller Bluthochdruckmedikation immer noch jeder zweite Zivilisationsbürger an den Folgekrankheiten des Bluthochdrucks verstirbt, die Medikation also davor nicht schützt.

Beschwerden nach Ernährungsumstellung und Absetzen der Medikation

Kaum noch Beschwerden nach Ernährungsumstellung und Absetzen der Medikation (so weit vorher solche eingenommen worden war) werden von den 113 auswertbaren Probanden der Studie berichtet. Insgesamt haben nur 11 von 140 Probanden überhaupt noch restliche Beschwerden gemeldet.

Das sind nur noch 0,1 Beschwerden pro Proband. Durch die Ernährungsumstellung und das Absetzen der Medikation konnte die Selbstregulation des Organismus – aufgrund der durch natürliche, artgerechte Ernährung bewirkten Normalisierung des Blutgefäßsystems und der Blutviskosität – den Blutdruck auf normale Werte herunter fahren. Damit ist trotz des nun nicht mehr erhöhten Blutdrucks die Versorgung aller Organe und Gewebe mit Sauerstoff und Energie gesichert. Das erklärt, warum nach Ernährungsumstellung und Absetzen der Medikation kaum mehr Beschwerden auftreten, und die wenigen restlichen Beschwerden im Abheilen begriffen sind.

Vergleich der Beschwerdenhäufigkeiten vor und unter Medikation, und nach Ernährungsumstellung und Absetzen der Medikation

Der Vergleich der Beschwerdenhäufigkeit vor Medikation, unter Medikation, und nach Ernährungsumstellung und Absetzen der Medikation zeigt besonders deutlich, dass

Dr. Johann Georg Schnitzer „Die kausale Therapie der essentiellen Hypertonie". Privately printed. All rights reserved.
© Copyright 1987-2001-2004-2010 by Dr. Johann G. Schnitzer, D-88045 Friedrichshafen, http://www.dr-schnitzer.de

- die Verordnung von blutdrucksenkenden Mitteln bei Bluthochdruck falsch ist und eine „Verschlimmbesserung“ für den Patienten zur Folge hat;
- „Nebenwirkungen“ nicht nur ein Hinweis darauf sind, dass Mittel Wirkungen entfalten (schulmedizinische Begründung: „Keine Wirkung ohne Nebenwirkung“), sondern dass eine solche Häufung von „Nebenwirkungen“ vielmehr ein Hinweis darauf ist, dass diese Mittel die *falschen* Wirkungen entfalten;
- die kausale Maßnahme der Ernährungsumstellung (Eliminierung der Ursachen des Bluthochdrucks aus der Kost, Einführung der wichtigsten Gesundheitsgrundlagen in diese) nicht nur der richtige, sondern auch der angenehmste, mit den geringsten Beschwerden verbundene Weg ist: Diese hat den höchsten Wirkungsgrad mit den geringsten Nebenwirkungen.

Die auswertbaren 113 Probanden der Studie haben darüber hinaus zahlreiche Erfahrungen, über die Normalisierung ihres Blutdrucks hinausgehende Beobachtungen und Zunahmen ihrer konstitutionellen Gesundheit und Lebensqualität nach Ernährungsänderung und Absetzen der Medikation mitgeteilt.

Ärzte

Der an Bluthochdruck leidende Patient (repräsentativ für ca. 30 Millionen Leidensgenossen allein im deutschen Sprachraum) bekommt in aller Regel von seinem Arzt mitgeteilt, dass Bluthochdruck unheilbar, die Ursachen unbekannt seien, und dass es keine Alternative zur lebenslangen Einnahme von blutdrucksenkenden Mitteln gebe, um sich vor den schwerwiegenden Folgekrankheiten und den damit verbundenen existenziellen Risiken zu schützen. Er solle sich also darauf einrichten, „mit der Krankheit zu leben“.

Findet sich der Patient damit ab – der Arzt hat ja schließlich studiert und sich regelmäßig fortgebildet, und muss es daher wissen – wird er bald feststellen, dass sich seine Lebensqualität, seine Leistungsfähigkeit und sein Befinden mehr oder weniger verschlechtert haben, und er an den Folgen der Medikation leidet. Befragt er seinen Arzt, so wird dieser ihm sagen: „Das müssen Sie in Kauf nehmen; keine Wirkung ohne Nebenwirkung!“

Dr. Johann Georg Schnitzer „Die kausale Therapie der essentiellen Hypertonie“. Privately printed. All rights reserved.
© Copyright 1987-2001-2004-2010 by Dr. Johann G. Schnitzer, D-88045 Friedrichshafen, http://www.dr-schnitzer.de

Wenn der Patient sich aber nicht mit diesem Schicksal abfinden will, beginnt er selber zu suchen, ob es nicht noch bessere Methoden gibt – vor allem möglicherweise solche, welche die Heilung der Krankheit und damit die Befreiung aus der Abhängigkeit von ständiger Einnahme von Medikamenten und von deren Nebenwirkungen erlauben.

Wird der Patient nun fündig, wird er die Sache mit seinem Arzt besprechen wollen. Damit aber bringt er diesen in eine unangenehme Situation. Denn eigentlich wäre es die Aufgabe des Arztes gewesen, nach besseren Methoden und vor allem nach Heilungsmöglichkeiten zu suchen. Eigentlich hätte der Arzt es wissen müssen, wenn es noch andere und wirksamere, vor allem heilende Methoden gibt. Dass es diese tatsächlich gibt, beweist nicht erst diese Studie. Vielmehr wurde diese natürliche Methode bereits im Herbst 1987 auf der Medizinischen Woche in Baden-Baden der Ärzteschaft einen ganzen Tag lang vorgestellt, mit geheilten Patienten, die vom Auditorium über ihre Erfahrungen befragt werden konnten. Gleichzeitig wurde die Methode in zwei Büchern veröffentlicht – eines für den Patienten, eines für den Arzt – und der Tagungsbericht der Medizinischen Woche wurde außerdem im gleichen Jahr in der Fachzeitschrift „Erfahrungsheilkunde“ (Haug Verlag, Heidelberg) veröffentlicht.

Diese Methode entspricht im übrigen genau der Empfehlung des großen griechischen Arztes Hippokrates (460-375 v. Chr.), auf den sich jeder Arzt so gerne als Maßstab seiner hochstehenden Berufsethik beruft: „Lasst Eure Nahrung Eure Heilmittel sein!“

Wie verhält sich nun der Arzt in dieser für ihn etwas peinlichen, unangenehmen Situation diesem Patienten gegenüber? Wird er sich erfreut für die ihm noch unbekannte Methode interessieren und sagen: „Das interessiert mich, das probieren wir!“? Oder etwas schwächer: „Sie können es ja mal probieren, wir werden ja sehen.“ Fügt er vielleicht hinzu: „Aber die Pillen müssen Sie auf jeden Fall weiter einnehmen!“ Oder sagt er – sein Wissensdefizit mit forschem Autoritätsgehabe verdeckend – „Bluthochdruck ist unheilbar, eine Alternative zur lebenslangen Einnahme von blutdrucksenkender Medikation gibt es nicht!“?

In unserer Studie wurden die Probanden danach befragt, ob ihr Arzt sie (1) voll, (2) nicht besonders, oder (3) überhaupt nicht unterstützt hat, und wie ihr Arzt sich dazu geäußert hat. Teils haben die Probanden nach einer ablehnenden Einstellung ihres Arztes den Arzt gewechselt; diese Fragen wurden auch im Bezug auf den zweiten Arzt gestellt.

Dr. Johann Georg Schnitzer „Die kausale Therapie der essentiellen Hypertonie“. Privately printed. All rights reserved.
© Copyright 1987-2001-2004-2010 by Dr. Johann G. Schnitzer, D-88045 Friedrichshafen, http://www.dr-schnitzer.de

Wie sind die Probanden von ihren Ärzten unterstützt worden?

108 der 140 Probanden der Studie haben ihren Arzt um Unterstützung gebeten. Weil sie dabei auf teils vollständige Ablehnung gestoßen sind, haben 29 dieser 108 Probanden einen zweiten Arzt um therapeutische Unterstützung angegangen, so dass von diesen 108 Probanden insgesamt 137 Ärzte um therapeutische Unterstützung bei der kausalen Therapie der essentiellen Hypertonie (Ausheilung ihres Bluthochdrucks) gebeten haben.

31 der 140 Probanden haben es gleich ganz bleiben lassen, ihren Arzt um therapeutische Unterstützung zu bitten, entweder, weil sie dessen ablehnende Einstellung gegenüber natürliche Methoden und Fixierung auf die schulmedizinische Doktrin von der Unheilbarkeit des Bluthochdrucks und der „Unumgänglichkeit“ lebenslangen Pillentherapie schon kannten – oder weil sie die Logik der natürlichen Zusammenhänge selbst erkannt hatten und daher keinen Arzt mehr brauchten, um gesund zu werden.

Die Ergebnisse der Befragungen zur ärztlichen Unterstützung im Rahmen dieser Bluthochdruckstudie waren:

- Von den aufgesuchten 137 Ärzten leisteten nur 10 Ärzte einen aktiven therapeutischen Beitrag zur Gesundung, indem sie einige der empfohlenen kleinen Blutentnahmen (80 bis 100 ml, 1 x pro Woche, maximal 10 Wochen lang) durchführten. Diese Maßnahme holt die Bluthochdruckpatienten beschleunigt aus der Risikozone plötzlicher fataler Herz-Kreislauf-Ereignisse heraus und beschleunigt die Normalisierung des Herz-Kreislauf-Systems durch die Ernährungsmaßnahmen. (Zum Mengenvergleich: Beim Blutspenden wird mit 500 ml die fünffache Menge entnommen – was hier unzweckmäßig wäre, weil es den Blutneubildungsmechanismus anstoßen würde).
- Von 34 der aufgesuchten 137 Ärzte berichteten die Probanden „volle Unterstützung“, die indessen meistens nur in mehr oder weniger wohlwollender Duldung der von den Probanden selbst durchgeführten Ernährungstherapie bestand.
- „Nicht besonders unterstützt“ haben weitere 39 Ärzte die Probanden als ihre Patienten bei dem Bemühen, durch eine natürliche und artgerechte Ernährung ihr krank gewordenes Herz-Kreislauf-System von

Dr. Johann Georg Schnitzer „Die kausale Therapie der essentiellen Hypertonie“. Privately printed. All rights reserved.
© Copyright 1987-2001-2004-2010 by Dr. Johann G. Schnitzer, D-88045 Friedrichshafen, http://www.dr-schnitzer.de

den Ablagerungen einer jahrelangen denaturierten und teils außerdem artfremden Zivilisationskost zu befreien.

- Die mit 57 Ärzten größte Gruppe der aufgesuchten 137 Ärzte war jene, die ihre Patienten auf dem Weg natürlicher Gesundung „überhaupt nicht unterstützt", sondern dies sogar teils harsch und arrogant abgelehnt hat.
- Weitere 31 Ärzte wurden, überwiegend wegen ihrer schon bekannten ablehnenden Einstellung, im Bezug auf diese kausale Therapie schon gar nicht um Unterstützung gebeten.
- Damit stehen 41 Ärzten (24,4 %), welche zu der Therapie einen aktiven (10 Ärzte, 6 %) Beitrag geleistet oder das Bemühen der Patienten wenigstens moralisch „voll unterstützt" haben, auf der anderen Seite 127 Ärzte (75,6 %) gegenüber, welche ihre Patienten auf dem Weg der natürlichen Gesundung „nicht besonders unterstützt" (39) oder „überhaupt nicht unterstützt" (57) haben oder wegen ihrer negativen Haltung (31) schon gar nicht konsultiert worden sind.

Im Detail können die von den Probanden mit Ärzten gemachten Erfahrungen in den Fallberichten der Probanden nachgelesen werden.

In der im Internet zugänglichen Studie sind die wesentlichen Äußerungen und Haltungen von Ärzten zu dieser an den Ursachen ansetzenden Therapie des Bluthochdrucks aufgeführt, geordnet nach „voll unterstützt", „nicht besonders unterstützt" und „überhaupt nicht unterstützt".

Diese genannten Zahlen und noch mehr die zum Ausdruck kommenden negativen Einstellungen der meisten Ärzte machen deutlich, dass die Medizin kein besonderes Interesse daran hat, die bisherige einträgliche lebenslange Pillenbehandlung der angeblich unheilbaren Hypertonie einzutauschen gegen die meist in wenigen Wochen mögliche dauerhafte Ausheilung dieser lebensbedrohenden Krankheit.

Aus Patientensicht erscheint es daher am klügsten, was ein Proband so ausdrückte: „Arzt nicht angesprochen, da ich davon ausging, dass er die Maßnahmen schlecht reden würde. Weise Entscheidung, denn heute bin ich gesund, hurra."

Krank hingegen ist die heutige Medizin, die einer grundlegenden Regeneration bedarf, damit sie wieder Heilkunde wird und Mediziner wieder heilkundige Ärzte werden. 6 % Ausnahmen bestätigen die Regel.

Dr. Johann Georg Schnitzer „Die kausale Therapie der essentiellen Hypertonie". Privately printed. All rights reserved.
© Copyright 1987-2001-2004-2010 by Dr. Johann G. Schnitzer, D-88045 Friedrichshafen, http://www.dr-schnitzer.de

Zusammenfassende Feststellungen

- Bluthochdruck ist heilbar, nur nicht mit Pillen.
- Darüber hinaus bewirkt diese natürliche Ernährungstherapie insgesamt eine hoch signifikante Anhebung der Lebensqualität, der allgemeinen Gesundheit, des subjektiven Befindens, der körperlichen und der geistigen Leistungsfähigkeit. Etwa bestehende weitere Krankheiten wie z.B. Diabetes werden parallel gebessert oder heilen aus.
- Dem gegenüber bewirkt die übliche Verordnung blutdrucksenkender Medikamente eine erhebliche bis schwerwiegende Beeinträchtigung der Lebensqualität, lebenslange Abhängigkeit von täglicher Einnahme von Medikamenten, und sie kann Bluthochdruck nicht heilen.
- Die meisten Ärzte wissen das nicht, oder wollen es gar nicht wissen. Aufgrund dieser Studie muss eine überaus mangelhafte Unterstützung der gesundungswilligen Probanden durch ihre Ärzte festgestellt werden. Sogar dann, wenn unter der ärztlicherseits verordneten Medikation plus Ernährungsumstellung die Blutdruckwerte völlig im Normalbereich waren und die Patienten eine signifikante Verbesserung ihrer Gesamtgesundheit berichten konnten, bestanden Ärzte auf Fortsetzung der Medikation, anstatt diese schrittweise bis auf Null abzubauen.

Empfehlungen

An alle Patienten, die noch an Bluthochdruck leiden

Die Verantwortung für Ihre Gesundheit können Sie nicht an Ihren Arzt delegieren. Ärzte kümmern sich um Ihre Krankheiten. Von diesen leben sie. Um Ihre Gesundheit müssen Sie sich selber kümmern. Von dieser leben Sie. Mit dieser Studie ist für Sie ein breiter Weg zu Ihrer Gesundung angelegt. Gehen Sie ihn, und lassen Sie sich dabei von Niemandem aufhalten. Es erwartet Sie nicht nur die natürliche Normalisierung Ihres Blutdrucks, sondern darüber hinaus ein reicher Zugewinn an Gesundheit, Lebensqualität und Leistungsfähigkeit.

An alle Ärzte, die Bluthochdruckpatienten behandeln

Bluthochdruck ist heilbar. Sagen Sie es Ihren Patienten, bevor Ihre Patienten es Ihnen sagen müssen. Wenn Sie jetzt von der bisherigen Dauermedikation auf die Ausheilung Ihrer Bluthochdruckpatienten umsteigen, werden

 All rights reserved.
© Copyright 1987-2001-2004-2010 by Dr. Johann G. Schnitzer, D-88045 Friedrichshafen, http://www.dr-schnitzer.de

Sie zwar diese Patienten an die Gesundheit verlieren. Aber Sie werden sich den Ruf erwerben, ein wirklicher Arzt zu sein und Bluthochdruck ausheilen zu können, was zu einem Ihre Existenzgrundlagen mehrenden Zulauf vieler gesundungswilliger Patienten von weit her führen wird. Denn bisher haben Sie damit kaum kollegiale Konkurrenz. Eng wird es nur für jene Kollegen werden, die zu spät damit anfangen.

Nach dem Stand der hier dokumentierten und veröffentlichten Untersuchungsergebnisse ist diese Ernährungstherapie die Methode der Wahl zur Ausheilung des Bluthochdrucks und zur Eliminierung der mit diesem verbundenen erhöhten Herz-Kreislauf-Risiken. Es ist daher jetzt als ärztlicher Kunstfehler anzusehen, bei Bluthochdruck die Ernährungssituation des Patienten zu ignorieren und mit symptomatischer, die Risiken nicht mindernder Behandlung mit blutdrucksenkender Medikation zu beginnen

In rechtlicher Hinsicht ist es unterlassene bis verweigerte Hilfeleistung, wenn einem Bluthochdruckpatienten diese zur Ausheilung seines Leidens führende, überdies völlig risikolose und nebenwirkungsfreie natürliche Therapie vorenthalten wird. Eine ärztliche Begründung dafür gibt es nicht.

Sie berufen sich in ethischer Hinsicht auf Hippokrates? Dieser lehrte: „Lasst Eure Nahrung Eure Heilmittel sein!“. Im „Eid des Hippokrates“ steht: „Die diätetischen Maßnahmen werde ich nach Kräften und gemäß meinem Urteil zum Nutzen der Kranken einsetzen, Schädigung und Unrecht aber ausschließen.“ Tun Sie es einfach und heilen Sie Ihre Patienten, indem Sie ihnen eine Umstellung auf diese artgerechte natürliche Ernährung empfehlen.

An alle Politiker, und besonders an jene, die „Gesundheitspolitik“ betreiben

Bluthochdruck ist der Hauptkostenfaktor innerhalb der Krankheitskosten, welche einen wesentlichen Teil der zu hohen Lohnnebenkosten ausmachen, die zum Verlust internationaler Konkurrenzfähigkeit geführt haben. Allein mit der Eliminierung der Volkskrankheit Bluthochdruck können die Krankheitskosten um ungefähr 50 % gesenkt werden, mit weiteren Kostensenkungseffekten durch Verhütung teurer Folgekrankheiten.

Packen Sie's an, und lassen Sie sich nicht mehr von der Sie hofierenden und drängenden Lobby davon abhalten, die bisher Milliardeneinnahmen aus dieser einen Krankheit bezieht – so lange diese als unheilbar deklariert und mit lebenslanger Dauermedikation behandelt wird.

Dr. Johann Georg Schnitzer „Die kausale Therapie der essentiellen Hypertonie“. Privately printed. All rights reserved.
© Copyright 1987-2001-2004-2010 by Dr. Johann G. Schnitzer, D-88045 Friedrichshafen, http://www.dr-schnitzer.de

Dank an die Probanden

Großer Dank gebührt allen Probanden der Studie, die den Aufwand nicht scheuten, uns ihre Daten mit Hilfe des Fragebogens dieser Studie mitzuteilen. Alle, die auf diese Weise ihren Bluthochdruck ausheilen und ihre Gesundheit zurückgewinnen konnten, mögen bitte das Gleiche tun. Der Fragebogen ist hier: http://www.dr-schnitzer.de/inquiry2.html .

Dr. Johann Georg Schnitzer
Zeppelinstr. 88
D-88045 Friedrichshafen
Deutschland

Dr. Kurt Gruber
Wollengasse 5
CH-8910 Affoltern am Albis
Schweiz

* * * * *

Im Internet:
http://www.dr-schnitzer.de und
http://www.dr-schnitzer-buecher.de

Der Zugang zu Wissen, das zur Erhaltung und Wiedererlangung der Gesundheit unentbehrlich ist. Sie erfahren dort auch einiges über die Hintergründe, warum dieses Wissen bisher verschwiegen, ignoriert, und alsbald bekämpft wird, wenn es sich nicht mehr geheim halten lässt.

Behalten Sie diese neue Wissensquelle nicht für sich – sprechen Sie mit Ihren Patienten, Freunden und Bekannten darüber, und geben die Internet-Adresse weiter. Viele Ihrer Mitmenschen und Patienten, welche bisher die hier vermittelten Zusammenhänge nicht kannten und deshalb leiden müssen, werden Ihnen dafür sehr dankbar sein.

Suchregister

 Dr. Johann Georg Schnitzer „Die kausale Therapie der essentiellen Hypertonie“. Privately printed. All rights reserved.
© Copyright 1987-2001-2004-2010 by Dr. Johann G. Schnitzer, D-88045 Friedrichshafen, http://www.dr-schnitzer.de

Dr. Johann Georg Schnitzer „Die kausale Therapie der essentiellen Hypertonie“. Privately printed. All rights reserved.
© Copyright 1987-2001-2004-2010 by Dr. Johann G. Schnitzer, D-88045 Friedrichshafen, http://www.dr-schnitzer.de

Dr. Johann Georg Schnitzer „Die kausale Therapie der essentiellen Hypertonie". Privately printed. All rights reserved.
© Copyright 1987-2001-2004-2010 by Dr. Johann G. Schnitzer, D-88045 Friedrichshafen, http://www.dr-schnitzer.de

Dr. Johann Georg Schnitzer „Die kausale Therapie der essentiellen Hypertonie“. Privately printed. All rights reserved.
© Copyright 1987-2001-2004-2010 by Dr. Johann G. Schnitzer, D-88045 Friedrichshafen, http://www.dr-schnitzer.de

Dr. Johann Georg Schnitzer „Die kausale Therapie der essentiellen Hypertonie“. Privately printed. All rights reserved.
© Copyright 1987-2001-2004-2010 by Dr. Johann G. Schnitzer, D-88045 Friedrichshafen, http://www.dr-schnitzer.de